発達障害の豊かな世界

Toshiro Sugiyama
杉山登志郎

日本評論社

発達障害の豊かな世界

……………………目 次……………………

第4章　さまざまな発達障害の臨床

序　章

千数百枚の連続画

てる君のこと

てる君に初めて出会ったのは、彼が小学校二年生の時、自閉症親子キャンプのおりである。私はキャンプドクターとして参加していたのであるが、その時点での彼の印象はあまりない。いまでも私が主治医をしている多動な子や、一睡もしなかった子など、ほかにも印象的なお子さんがいっぱいいたことや、てる君の恩師で、当時の担任のS先生がそのキャンプに参加されていたこともあって、彼はまったく目立たない存在だったからである。

しかし翌年、別のキャンプに参加した時は、参加者も少人数であり、またS先生が小学校でのてる君への指導場面を記録した映像を持参され、そのこまやかな指導に私自身、驚嘆したことなどもあって、てる君の親子はとても強く印象に残ることになった。

てる君は決して軽度の自閉症ではなかった。言葉は単語があるかないかで、言語的な指示にはよく従っていたが、言葉による表出はほとんどできず、キャンプの夜もパニックを起こしたのを覚えている。彼は当時からしばしば原因不明のパニックを起こしていた。てる君のお母さんは自閉症協会愛知県支部の熱心な会員であり、彼のその後についてはおりにふれうかがう機会があった。てる君はその後、中学校の特殊学級を卒業して、J塗装という塗装会社に就職した。この会社に関しては第2章でもふれるが、自閉症者が社員の四割近くを占め、経営的にも成功している、しかも普通の——つまり何か特別の理念があるわけではない——会社である。

就職して一年あまりが経ったころ、私は会社側と就労した自閉症青年の親側の双方から依頼を受けて、会社と保護者との懇談会に参加した。てる君に限らずあまりにトラブルが多発したからであるが、そのおり、てる君が現場で働く様子を見ることができた。彼は「黙々」という感じではないが、奇声をあげつつもよく仕事に従事していた。

てる君が会社からの帰宅後にほぼ毎日、色鉛筆で二枚ずつの絵を描き始めたのは、この前後のことである。初めは両親にもその絵の意味がわからなかった。しかし、しばらくしてその絵がある一日の連続画であることに気づかされた。ご家族はこの絵を主治医である石井（高明）先生のところへ持ってくるようになった。絵は夕方から始まっていた。そしてその絵が、彼の幼稚園時代の一日を経時的に描いたものであることが次第に明らかになってきたのである。

自閉症者のいわゆる芸術的活動作品の中で、この絵ほど見る者に圧倒的な印象を与えるものはないと私は思う。絵は一〇年もの歳月をかけ、計千数百枚の連続画として描かれたのである。自閉症者の内的な世界をうかがい知るうえでも、この絵はさまざまな、貴重な手がかりに満ちている（カラー図版参照）。

てる君の連続画——幼稚園時代のある一日

てる君の連続画に関しては、石井（卓）らが国際雑誌に詳細な報告を行っている。私も共同研究者として末席をけがしているが、この報告から抜粋してみる。

先にもふれたように、てる君は決して軽いとはいえない自閉症の青年である。一九歳の時の心理検査では、ビネー式知能検査で知能指数三〇と判定されている。ウェクスラー系の知能検査では判定可能な下限をさらに下回ってしまうので実施不可能であるが、あえて試してみると言語性よりも動作性のほうがすぐれていること、積み木模様に突出した能力の「島」を作るという自閉症独特のプロフィールをもつことが示される。言葉の能力は一語文から二語文程度で、会話はほとんどできない。リラックスしたときに延々とオウム返しの一人しゃべりをしていることがある。もともと突発的なパニックの多い子ではあったが、中学校に入るとしばしば激しいパニックを起こすようになり、周囲は対応に苦慮していた。今でも仕事中にパニックが起きることがある。単純作業における作業能力は高いが、ウイングの対人関係による分類（第2章参照）で言えば、孤立型と受動型の中間に位置する、重度の知的障害を伴った自閉症青年である。

彼の連続画は仕事に就くようになって二年目の冬、一六歳の時から描き始められた。仕事から帰宅後に、Ｂ４の画用紙に鉛筆でまず絵の輪郭を描き、次いで色鉛筆で色塗りをして完成する。一枚を描くのに要する時間は一〇分程度であるという。描き終わった後、画用紙の裏に、「朝です」「ご飯を食べました」など、一行程度のタイトルを書き加えることが多い。あたかも小学校の時に宿題で熱心に取り組んでいた「絵日記」のような感じである。

最初の絵は夕食後、彼が黄色い服を脱いで入浴するところから始まった。彼と思われる少年が服を脱ぎ、裸になり、トイレに座り、浴室に入り、風呂桶の中に入って湯につかり、体を洗い……と続いてゆく（カラー図版❶〜❹参照）。

この一連の入浴の絵では、彼自身の姿は、さまざまな角度から何枚も描かれている。風呂桶の真上から描かれた絵もあれば、湯の中の体を低い位置から描いたものもある。この最初の入浴のシリーズだけで実に六〇枚以上の連続画が描かれたのである。

絵はなおも続く。彼の入浴の後、お母さんが入浴する。お母さんが彼の布団を敷く。彼はお母さんとテレビを見ている。テレビでは野球の試合が放映され、裸の天使がトレードマークであるトイレの芳香剤のCMが流される。彼が両親と寝ている。その寝ている家の外に不思議なものが登場する。羽をつけたキューピッドのような二人の天使が飛んでいるのである（❺〜❽）。

そして、次の日の朝になる。部屋が次第に明るくなり、窓から朝日が漏れ、目が覚めて最初に目に入る天井の模様が描かれる。起きて食事をし、トイレへ行き、服を着替え、お母さんと自転車に乗って幼稚園へ出かける（❾、⓭）。

これらのありさまが詳細な連続画として描き綴られてゆく。この朝の場面を描くまでに、描き始めてからすでに半年が経過しており、季節はその年の夏を迎えていた（表1）。

次いで幼稚園への道筋である。道の地平線から彼らが徐々に姿を現し、自転車に乗って登園する様子が描かれる。また道の途中の塀が少しずつ角度を変えながら延々と続き、二人は幼稚園に到着する。幼稚園の日課が始まる。ブランコなど遊具を使った遊び、運動場で並んでの体操、お遊戯、歌、手遊びと続くあたりで、描き初めてからすでに二年目を迎えている（❿〜⓭）。

この二年目は幼稚園午前中の生活と昼食の場面に費やされる。絵は一度も後戻りすることなく、十数年前の幼稚園の時間をそのままゆっくりと辿り、実に驚くべき詳細さで連続画に分割され描かれて

表1　絵の中の時間と描かれた時期

絵の中の時刻	描かれた出来事	描かれた時期	絵の枚数
19：00	入　浴	1年目2月	402枚
21：00	睡　眠	〃　4月	
7：00	起床、朝食	〃　5月	
8：00	登園の道	〃　8月	
10：00	園庭でのお遊戯	〃　12月	
11：00	歌、手遊び	2年目	369枚
12：00	昼　食	〃	
13：00	お絵かき	3年目	184枚
14：00	昼　寝	〃	
15：00	おやつ	4年目	244枚
16：00	帰宅の道	5年目	127枚
		6年目	100枚
17：00	家でブロック遊び	7年目	100枚
18：00	夕　食	8年目	81枚
19：00	2回目の入浴	9年目	87枚

ゆく。しかし興味深いことに、幼稚園の生活の中でも裸の天使がときどき登場するのである。園児の遊戯の様子を空から眺めていたり、あるいは教室の中の園児を窓から覗いていたりする絵もある。さらに子どもたちが教室に入ると、留守になった運動場で天使が運動場にあるプールに入っている姿が描かれる。この絵では天使の羽は背中からはずされて、プールの脇に置かれている（⓬）。

絵を描き始めて三年目、連続画は昼食の後のお絵かき、昼寝と続き、いろいろな友だちが登場してくる。眼帯をした子、ホクロのある子、メガネをかけた子などなど（⓭、⓮）。四年目、おやつの時間が描かれる。五年目、幼稚園からの帰宅の様子が描かれ始める（⓯）。しかしこのあたりから、てる君の絵は以前ほど量産されなくなってきた。描き始めた当初は毎日二枚というペースだったが、

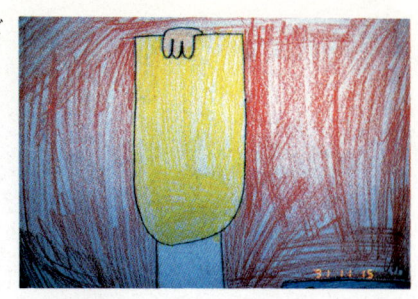

▶図❶＝黄色いシャツを脱ぐ

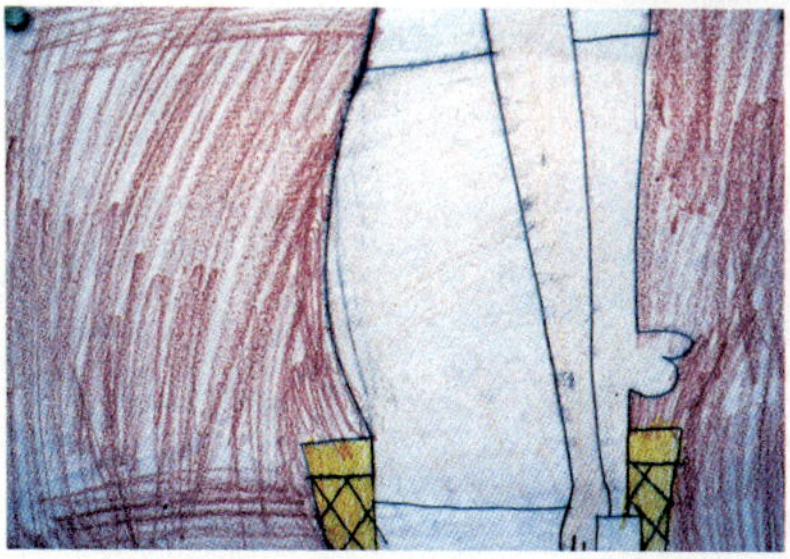

◀図❷＝パンツを脱いで裸になる

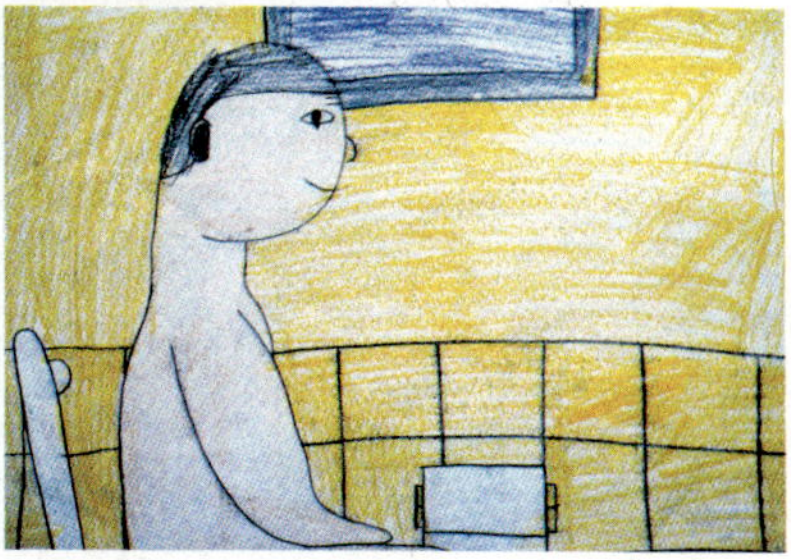

▶図❸＝入浴前のトイレ

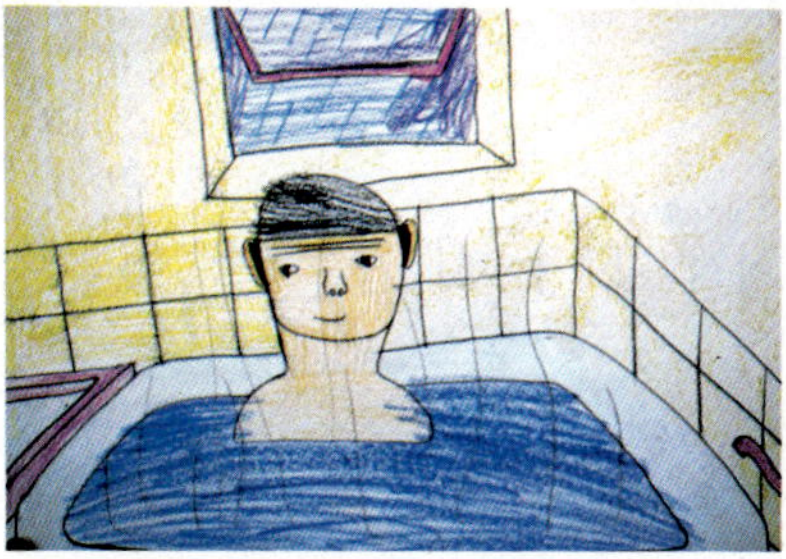

◀図❹＝風呂に入る

▶図❺＝風呂から出て新しいパンツをはく

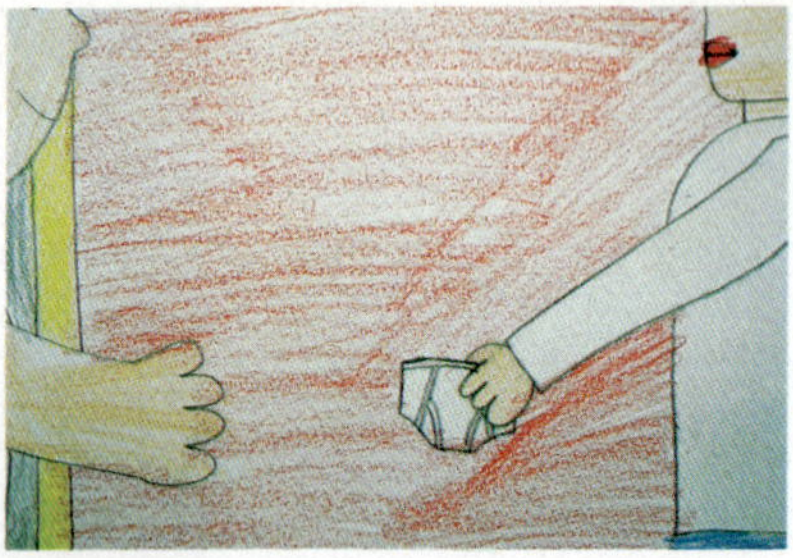

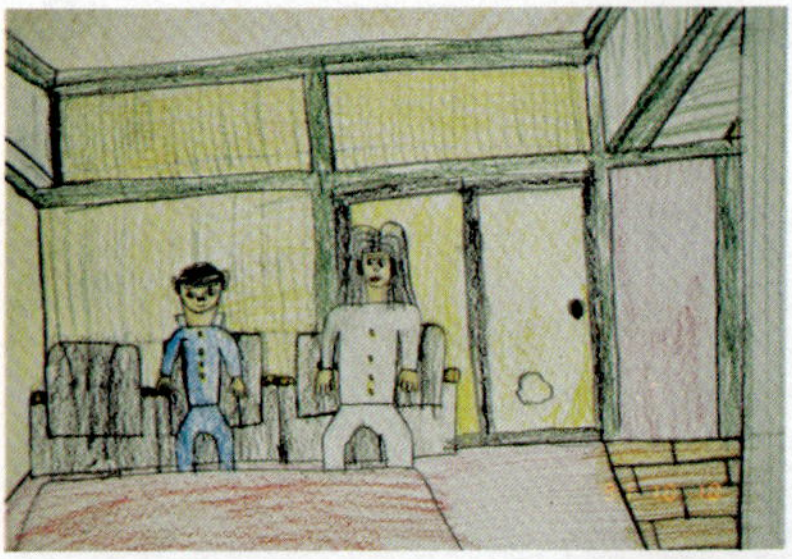

◀図❻＝お母さんとテレビを見る（テレビは手前にある）

▶図❼＝一家が寝ている

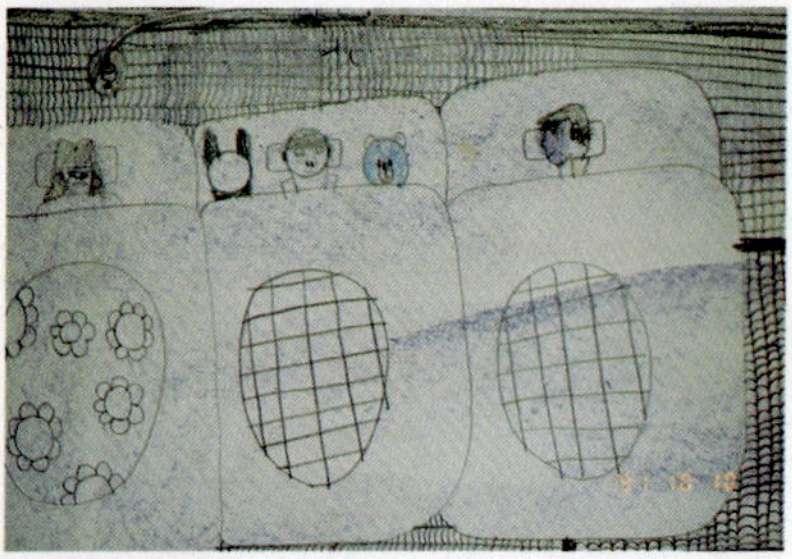

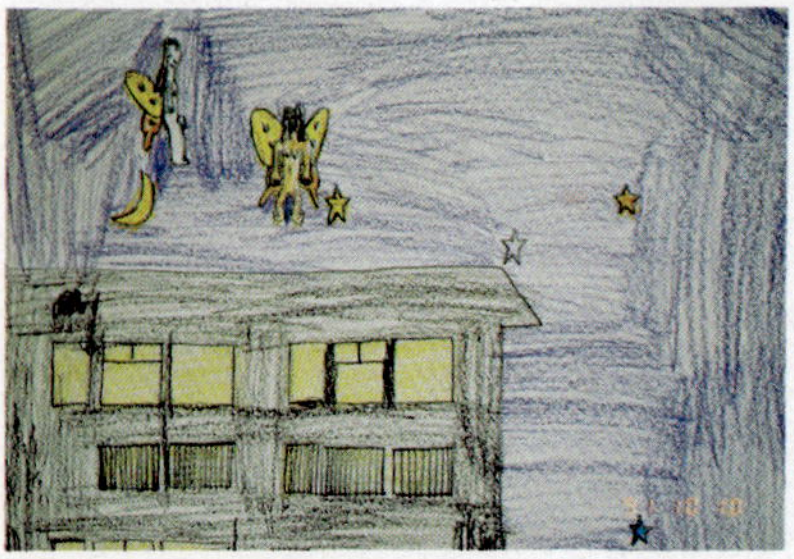

◀図❽＝寝静まった家の外に天使がいる

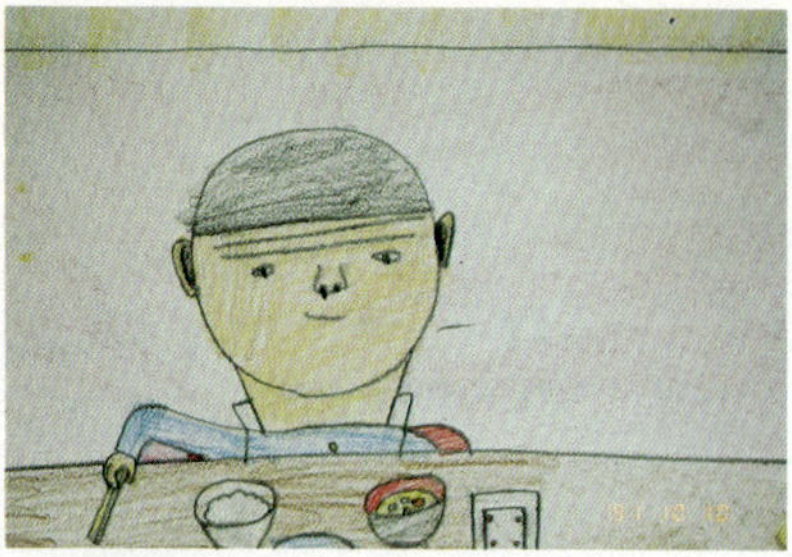

▶図❾＝朝ご飯

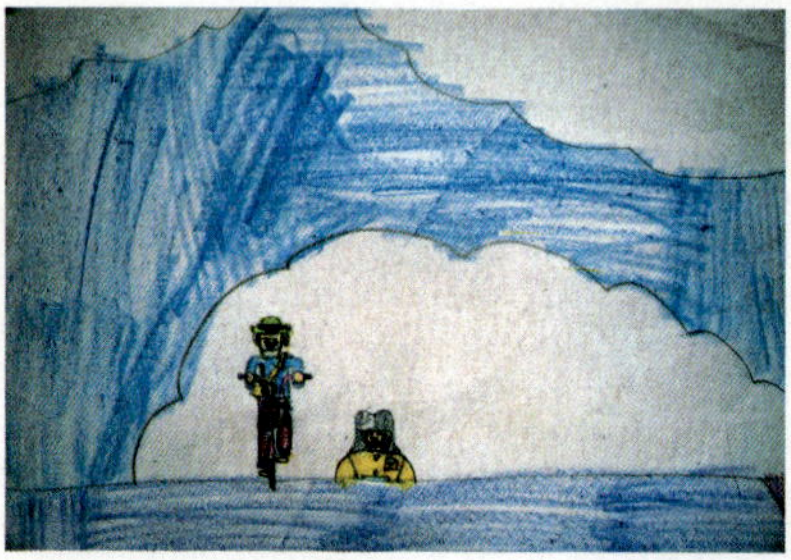

◀図❿＝自転車で登園

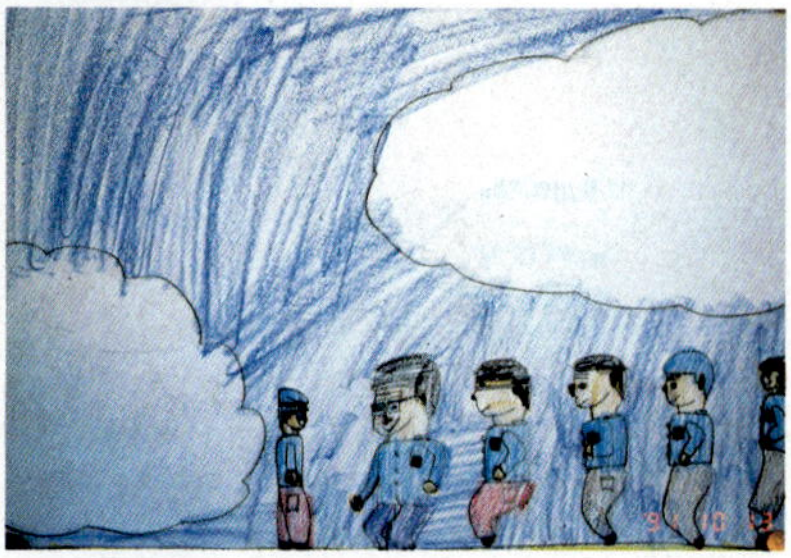

▶図⓫＝園で一列に並んでお遊戯

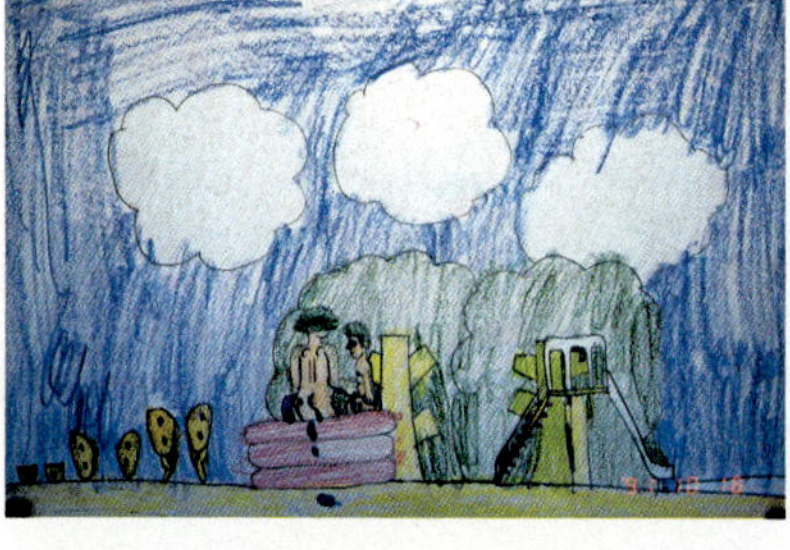

◀図⓬＝子どものいない園庭で天使がプールに入っている

▶図⓭＝メガネの友だちが指遊び歌をしている

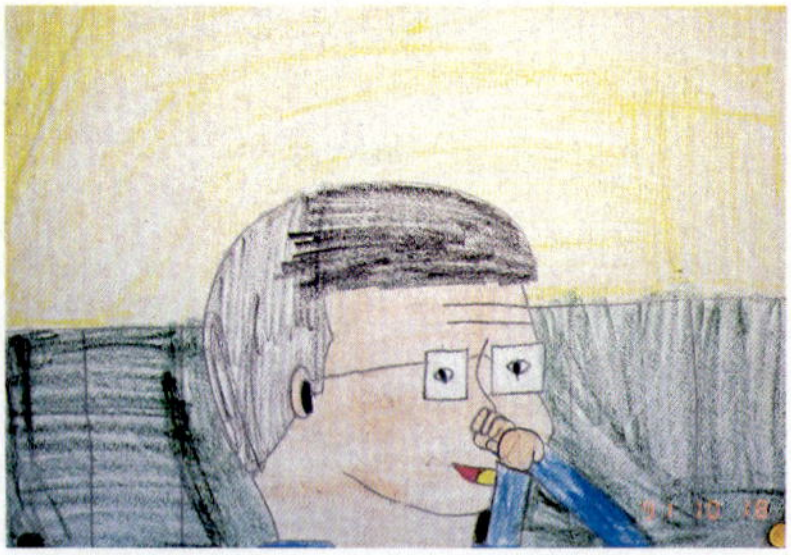

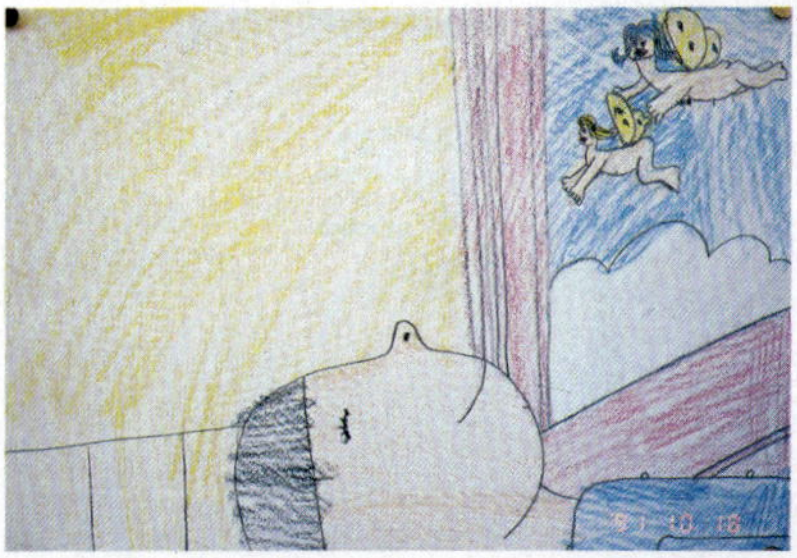

◀図⓮＝昼寝の時間、外では天使がのぞいている

▶図⓯＝園からの帰宅

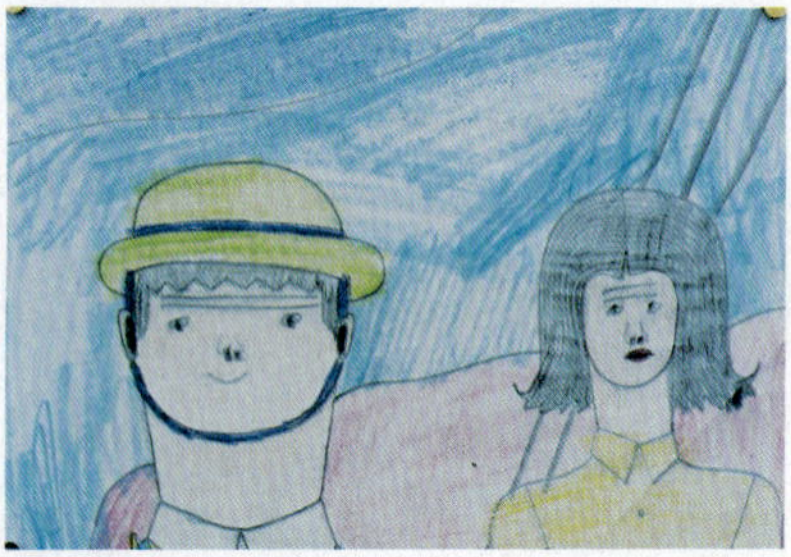

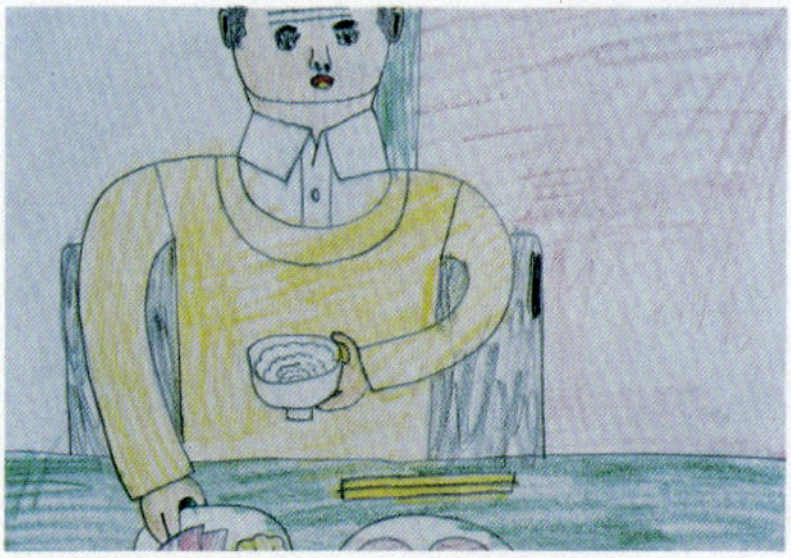

◀図⓰＝夕　食

徐々に枚数は減少してきて、週に二、三枚というペースになる。

七年目、幼稚園からの帰宅後、彼が家でブロックを使って遊ぶ様子が描かれる。八年目、その日の夕食の風景となったが、夕食のメニューはハンバーグとポテトサラダである（⑯）。夕食が並んだ皿が描かれ、彼がそれらのご飯を少しずつ食べて行く様子が一年間にわたって描かれる。九年目、彼は数ヵ月にわたって描くのをやめた時期があり、その後、二回目の入浴の場面が描かれるようになった。

これまで描かれた絵の総枚数は二千枚近くになる。先に述べたように、描き始めた当初は、てる君の描き方は非常に意欲的で枚数も非常に多かったが、徐々にペースが落ち、絵の中の一日の進行もスピードが落ちてきた。だが一〇年をすぎたいまでも、以前に比べれば少ない枚数ではあるが絵は描かれ続けている。

このように、約一〇年を要して、絵の中に描かれた幼稚園時代のある一日は二四時間を経過したのである。

てる君はなぜこの絵を描き出したのか

私はこのような例が他にあるのかどうか知らない。おそらくきわめて稀な例であることは疑いないものと思われる。それにしても、てる君の絵は驚きを超え、われわれにある種の畏敬の念すら呼び起こさずにはいられない。幼稚園のある一日がなぜ一〇年以上が過ぎたのち、それから一〇年にもわたるテーマになったのであろうか。言語的な能力からしても、この連続画を描き始めた動機について、本人に尋ねることは不可能である。われわれは千数百枚の連続画を通して、彼の絵のモチーフを探るほかはない。

この絵に描かれた一日がどうも特別な日であるとは思われない。何か特別な出来事が描かれているわけではないし、どちらかというとごく普通の平穏な一日である。この幼稚園時代も、てる君は多動でしばしばパニックを起こしていたため、いわゆる問題行動も多く、また叱責を受けることも多かったが、絵の中にはそうした不快な場面は、ほぼまったくと言ってよいほど登場しない。むしろ楽しげな幼稚園の一日が淡々と続いているのである。

報告では、最初の絵が入浴の場面から始まっていることに注目し、てる君の性への関心が一つの動機となっているのではないかと指摘している。実はこの連続画を描き始める一ヵ月前に、次のような興味深いエピソードがあった。てる君は、就労先であるJ塗装の社員旅行に参加したが、宿泊先での入浴の時、裸で廊下を歩いていたため、工場長にそのマナーの悪さをたいそう叱られたのである。これには理由がある。てる君の家は浴室とトイレがつながっているので、入浴のために裸になって、そのままトイレに行くこともとくに問題にならなかった。おそらく、旅先で入浴するために裸になってから、トイレに行きたくなり、家での習慣通りに裸でトイレを探してしまったのではないだろうか。

この後、家においても、お母さんはてる君に、トイレに行くときは裸にならないことを徹底させた。最初の絵が入浴から始まることと、このエピソードとは無関係ではなかろう。人前では裸になってはいけないという新しい規範が与えられた時と、青年期を迎え裸の体に興味が増した時期とが重なり、許容される裸として自分の幼児期の入浴場面から絵が始まったのではないか。彼が裸に対して興味のあることは、連続画の中に何度も裸の天使という不思議な存在が登場することからもうかがえる。実は、この天使に関してもエピソードがあり、ある時お母さんが彼の絵にしばしば裸の天使が登場することを指摘したところ、しばらくのあいだ絵のなかの天使は服を着て登場していたのである。だが、性的な関心や動機だけでこうした連続画が描かれたとも思われない。

われわれを何よりも驚かすのは、この連続画の一〇年以上にわたる継続と、その圧倒的な枚数である。自閉症者の中に幼児期のことを非常に克明に想起できるものが存在することは、彼らの回想や自伝によって知られるようになった。しかし、それらの自閉症者はいずれも知的に高い、いわゆる高機能自閉症と呼ばれる一群の症例であった。

しかし高機能者でなくとも、自閉症者にとって未来は非常に把握が困難であるのに対して、過去の出来事は時間の経過によっても薄まることが乏しく、ありありと想起されることが少なくないようである。自閉症児の記憶のあり方や時間体験には特異なものがあり、とくに第1章で紹介する「タイムスリップ」がしばしば見られる。タイムスリップとは、自閉症児・者が突然に遥か以前のことをもち出して、あたかも、つい「今しがた」のことであったかのように扱う現象である。自閉症児が、とくにきっかけとなる出来事がなくても、急にパニックを引き起こすことは非常に頻回に見られ、これもタイムスリップと同様の機序で生じるものと思われる。

てる君は、幼児期から原因のよくわからない突発的なパニックを起こすことが少なくなかった。てる君のこころの中に、昔のさまざまな記憶が絶えずよぎっているという可能性はありそうなことである。だがタイムスリップは愉快な記憶も存在するものの、一般的には圧倒的に不愉快な記憶であることが多い。しかし連続画の幼稚園の一日には、楽しげな幼児期の生活が描かれ、不愉快な場面がまったく登場しないのである。連続画に登場する彼自身の表情も一貫してにこにこしている。てる君は連続画を通してつらい幼児期を回想したのではなく、明らかに楽しい幼稚園の一日を振り返ったものと思われる。

以下は、てる君の絵の動機に関する私の解釈である。

彼の就労はパニックのために継続が困難ではないかと思われることもしばしばあったが、連続画がもっとも多く描かれた就労三年目は、パニックの頻発した時期と重なっている。工場では必死に仕事に取り組みながら、家では絵を描いていたのである。この連続画の最初のきっかけは社員旅行で叱れたというエピソードであったろう。彼は自分が今までとは違う生活に入ったことに気づき、幼児期の自分をもう一度全面的に振り返ってみようとしたのではないだろうか。そして、自分の過去を振り返る作業を通して、今の自分を見直し、仕事に通う青年期の自分を受け入れることができたのではないだろうか。

てる君の絵が語るもの

われわれを何よりも驚かせるのは、幼稚園の一日が千数百枚の連続画に描くことができるほど、彼のこころの中にしっかりとしまわれていたことである。しかも、絵に描かれている歌にしろ遊戯にしろ、てる君は単語による発語があるかないかであったので、その当時は部分的にしか参加ができていなかったのである。彼はそれを実にしっかりと見て、記憶していたことを、十数年経過してのちに初めて周囲のものは知らされることになった。お母さんは、「あれだけ昔のことがしっかり入っていては、新しいものが入らなくても仕方ないわ」と笑っておられたが、知能指数三〇の自閉症青年のこころの中に、過去の記憶がこれだけ詳細に、正確にしまわれていたのである。

連続画に一貫して楽しい幼児期がとり上げられ、不愉快な場面がまったくないことは、てる君にとってのみならず、われわれにとっても救いである。何度も繰り返すが決して軽い自閉症でなく、実際にパニックを起こすことも少なくないてる君は、幼稚園時代にも叱責を受けることは多かったし、きっと不愉快な記憶もたくさんあるのではないかと思われる。事実、想起パニックをよく生じているのであるから、不愉快記憶によって連続画が描かれていてもまったく不思議はない。

ドナ・ウイリアムズの有名な自伝、『自閉症だったわたしへ』における幼児期の記述は、延々と不愉快場面が続く。てる君と、ドナとの違いを考えてみると、ドナが「虐待」に近い家庭環境に育ったのに対して、てる君は何と言っても愛情豊かなご両親のもとで育ったということである。また決してつらい場面が少なくなかっただろう幼稚園、小学校、中学校、そしてJ塗装と、てる君は一貫して彼をしっかりと導いてくれる指導者に恵まれていた。彼が振り返った時に、幼稚園は楽しい日々として回想され、またその幼児期を描くことは彼にとっては厳しい仕事を続けるうえで不可欠の楽しみとなったのである。一〇年以上にわたって、幼児期の不愉快場面が延々と描かれていたら、おそらくご両親もいたたまれなかったことであろう。

私は、自閉症の療育に行動療法的な社会スキル訓練は必要不可欠と考えるものであるが、できれば強い負の強化子の使用は避けたいと思う。というのも、てる君の場合のように、自閉症にとって過去の記憶は、尽きることのない「豊かな泉」となるのであり、彼らのこころの中に、できるだけ多くの楽しい記憶が残されていることが大切であると考えるからである。

てる君の絵が教えてくれるもう一つのものは、自閉症独特の視線のとり方である。てる君の絵ではしばしばいちばん大事な部分が絵の外にはみ出してしまっている。また、画面を大きくふさぐものが描かれ、その向こうにちらっと主なテーマが見えることもある。自閉症児が周辺視野を好むことは、自閉症の「横目」としてよく知られている。また視野を半分以上さえぎって、そこから向こうを眺めるという行動もしばしば認められる。ドナの自伝にも、木から逆さまにぶら下がり、屋根の向こうに見える景色が変化するのに夢中になっていたという回想が記述されている。

てる君の絵の多くは、このような見方がそのまま自閉症児の幼児の目線で描かれていて、「なるほどこのように見えているのだな」と、教えられるところが少なくない。ただし、てる君の絵はすべてがそのような主観的な視点からのみ描かれているわけではない。絵によっては真上から描かれていたり、またてる君のいる家の外や、幼稚園の教室の外から描かれているものもある。このように、彼の連続画にはさまざまな、複雑な要素が含まれているのである。

その一つは「裸の天使」である。これが当時のトイレの芳香剤のトレードマークからきているものであることは、彼の絵の中にもそのCMそのものが出てきており、疑いないものと思われる。また彼が裸に興味があったらしいことも、先に述べた。だが私は、当時、彼が絵のままに裸の天使の存在を見ていた可能性もあるのではないかと思う。比較的発達のよい自閉症児の中に、アニメの主人公のフアンタジーに没頭したり、またさまざまな道具や家具や木や月などに名前をつけて、アニミズムのように人格扱いする例を散見する。またドナの自伝の中にも、幼児期において、暗闇に二つの目玉の怪物を見て名前をつけていたことが語られる。それはやがて彼女と合体し、攻撃的な第二の人格（母親をとり込んだものと思われる）に展開してゆくのであるが。

このようなことから、てる君が、幼児期に実際にキューピッドを身近に感じていたという可能性は捨てきれないように思われる。もしそうであるなら、てる君のように単語レベルの言語的コミュニケーションレベルにある自閉症児童でも、身近にさまざまな空想の友人をもっている場合があることになる。

それにしても、てる君の絵は、彼が人として自閉症という障害を生き抜いてきた確かな証しである。彼の絵を通して、われわれも自分の幼児期の記憶を呼び覚まさずにはいられなくなる。われわれは生き、そして皆死んでゆくのであるが、振り返って残るものは何かと考えるとき、それは、「あんなこと、こんなことがあった」という折々の「楽しかった記憶」ではないか、われわれは未来にしばられ過ぎているのではないか、とも思う。一度過去に目を向けた時に、そこには生きてきた一瞬一瞬の時の輝きがたしかに存在する。このことを、てる君の連続画ほど如実に教えてくれるものを、私は知らない。

発達障害は、今日最も需給バランスの悪い臨床領域の一つとなっている。もともと児童精神科医の数が非常に少ないうえに、発達障害を専門とする児童精神科医はさらに少ない。これにはさまざまな原因があるものと思われるが、何よりも発達障害の臨床の「とっつきの悪さ」が大きな要因であるものと思われる。この領域では、精神医学が通常の武器としている言語的な交流が難しい。また短時間で成果が上がることも少なく、治癒という状態に至ることはほとんどない。精神科医や臨床心理士の中にも、発達障害の治療とはどのように行われるものであるのか、イメージを作ること自体が難しい方も少なくないのではないだろうか。

ところが、一度その世界の中に入って、子どもたちの体験的世界が幾分でも見えるようになってくると、そこには予想外に豊かな臨床が展開していることにわれわれは驚かされるのである。もちろん発達障害の臨床は非常に地道なものである。だがそれだけに、てる君の絵のように、その内的な世界が垣間見えたときの輝きは素晴らしいものとなる。

第1章

自閉症の精神病理

1　タイムスリップ

タイムスリップ現象とは

　フィリップ・K・ディックはSFという様式を通して、現実とは何かということを追求し続けた作家である。その彼の作品に『火星のタイム・スリップ』という自閉症児の登場する小説がある。ちなみにディックの作品にはときどき自閉症児が登場するが、診断的には疑問の残るものが多い。『火星のタイム・スリップ』に登場する自閉症児は、現在にありながら未来が平行して見えてしまう。その未来の映像に圧倒されて、現在との生き生きとした接触ができない状態にある。学生時代にこの小説を初めて読んだ時、人によって時間体験がそれぞれ異なることについて考えさせられたことを覚えている。

　それでは現実の自閉症児は、どのような時間体験の中に生きているのであろうか？

　私が自閉症児の時間体験の特異さに初めてふれたのは、一九八七年のことである。ちょうど自閉症の感情表出に関する調査を行っていた時のことであった。自閉症の感情表出にはいろいろな特徴が見られ、その中にはたとえば、年少児においてとくに悲哀の表出が非常に少ないことなど、検討を行う必要のあるものが含まれている。私は外来で定期的な相談を行っていた数百名の自閉症のお母さんに、現在の感情表出について尋ねてみた。その結果、少なからずの自閉症児に原因不明の突発的なパニックが認められた。理由の見当たらない、おそらくは、そのときどきの雰囲気を引き金にしてパニックを生じる自閉症についてては日常的に接しており、相当数見られるであろうとこちらも予想していた。だがその中に一〇人ほど、突発的なパニックに付随して、昔の出来事を持ち出して怒ったり泣いたりするという児童がいた。こうした現象の存在は、石井（高明）がすでに一九六〇年代に報告していたが、その後この現象について正面から検討を行った研究はあまり見当たらず、非常に興味を引かれた。

自閉症の症状論に関しては、稀代の臨床家であった自閉症の発見者レオ・カナーが一九四三年のその最初の報告で、すでに完璧ともいえる記述を行っており、その後の半世紀にわたる自閉症研究の歴史が経過した後も、こと自閉症の症状論に関する限り、この報告に記載された内容につけ加えられたものはほとんど何もないということが定説となっていた。この現象が自閉症の症状としてこれまでほとんど記載がないものであるとすれば、調べてみる価値が十分にあるというものである。

突発的な記憶想起のエピソード

その後、タイムスリップに絞って調査を行ってみた。外来で定期的な相談を受けているさまざまな障害児のお母さん全員に「昔のことを突然持ち出すことはありませんか？」と尋ねてみた。すると、自閉症児のお母さん方に「あるある」とうなずく人が何人もいて、すぐに多くのケースが集まった。たとえば次のようなエピソードである。

A君は幼児期から外来で相談を受けている知的には正常知能を示す自閉症児であるが、もともとパニックの多い男の子であった。幼稚園のころからことあるごとに、友だちに突発的な攻撃をして問題となっていた。そのわけを尋ねると、「悪いことをした」として彼がいじめられた体験を理由としてあげることが多かった。しかし、いつのことかを確認すると、時間差があるのだ。つまり、数ヵ月前に何か言われたり、叩かれたりしたことを突然持ち出して、友だちに仕返しをするのである。叩かれたほうはキョトンとしてしまうのであるが、A君は本気で怒っている。友だちが反撃をして喧嘩になると、その最中に、またまたもっと以前のことを持ち出して怒り出し、収拾がつかなくなる。こんな状況で毎日のようにトラブルが生じていた。

A君が小学校に上がって間もなくのことである。学校からの帰宅途中、彼は近所のお兄ちゃんの帽子を、突然はたき落とし、走って逃げてきたので、お母さんが「何でそんなことをしたの」と叱ったところ、「いじめられた」という。いつのことかをお母さんが確認したところ、三年前に幼稚園で意地悪をされたことをA君が怒っていたことがわかった。

ちなみにA君にはその後も延々と同様のエピソードが続く。小学校高学年の時に、思い出されてくる嫌なことに圧倒されて、学校の給食が食べられなくなったことがある。後に、どんな嫌なことを思い出すのかと聞いたところ、二年生の時に放送室でいたずらをして○○先生に叱られた、同級生にこづかれた……等々といった不快な場面を十幾つも並べたてて、最後に「ここ大学病院でしょ。昔のむかつくことのシナプス（！）を切ってくれない」と述べた。

全員ではないが、少なからぬ数の自閉症児のお母さんがこのようなエピソードを教えてくれた。これに対し、精神遅滞などその他の発達障害では、ただ一人、二四歳になったダウン症の青年に、少し前にそのようなエピソードが見られたことが報告された。実はこの青年の想起内容に関しては、私自身にかなり責任がある。この青年は、ダウン症の青年期退行（第4章参照）の典型的な症例である。作業所で働き頭であった彼が、身辺処理もままならなくなり、拒食を生じて入院をしてきたのであった。彼に対して、私は意を決し、一回だけ強制的な食事摂食を行った。その後、彼の拒食は完治して退院したが、退院してしばらく経った後、食事中に突然涙ぐみ「無理にご飯を食べさせないでください」などと言うことがあったという。

しかしながら、調査を行うまでは精神遅滞にも散発的に認められる現象ではないかと考えていた私の予想に反して、自閉症以外の発達障害に確認されたのは実にこのエピソードが唯一であった。

さらに私を驚かせたのは次のようなエピソードである。

B君は当時一三歳であったが、小学校高学年まで通常学級で頑張っていて、お母さんが一生懸命勉強を教えていた。かなり無理があったことは確かで、勉強をめぐって怒り出す時があった。その際しばしば、お母さんや家族の方々がすっかり忘れていたような昔のことを持ち出して周囲を驚かせた。小学校五年生の時、お母さんに叱られた後でB君は怒り出し、「歯医者に行ってピンクのベッドに縛りつけられた。僕はあのとき嫌だった。お母さんはどうして入って来ないで行ってしまったんだ」とお母さんを詰問した。びっくりしたお母さんが必死に思い出してみると、それは一歳六ヵ月児健診の後、小児歯科を受診した時のことであった。母子分離を治療方針とするその歯科で、B君の治療中、お母さんは外で待っていた。診察室でB君は激しく泣いていた。思い起こしてみると、たしかに診察室のベッドはピンク色だった。お母さんはひたすら「ごめんなさい」とあやまったという。

このエピソードは、B君が一歳半の時の出来事である。当時B君は、言葉の発達はやや遅く、片言が出るかでないかの状況であった。もっとも言葉が出ていたとしても、普通われわれは一歳半の出来事を思い出すことはできない。このようなエピソードを聞くと、彼がお母さんからすでに聞いていたことを持ち出したのではないかという疑問が当然生じるが、私が確認したかぎり、このエピソードに関しては家庭の中でそれまで一度も語られたことはなく、お母さんもすっかり忘れていた出来事であった。つまり、たしかにB君はその時に突然、一歳半の時のことを思い出したとしか考えられないのである。

調査を進めるうちに、このような言語開始前後、あるいは言語開始以前のことを持ち出す場合も時として見られることが明らかになってきた。これはいったいどういうことなのか？　なぜ自閉症児にはそのようなことが可能なのか？

この現象を報告しようと考えた時、自閉症独自の現象ということを強調するためによい名前がないかと思案した。タイムスリップ現象と命名したのは、あたかも現在から過去に急に横すべりしたかのように自閉症児にこの現象が起きるからであるが、もちろんディックの小説が念頭にあったからでもある。ただし、ディックの小説に登場するマンフレッド君とは異なって、どうも現実の自閉症児は未来ではなく、過去に突然飛んで行くようなのである。

タイムスリップを生じる自閉症の特徴

さて、この最初の調査でいくつかのことが明らかとなった。まずタイムスリップが確認できた自閉症の臨床的特徴としては、比較的知的障害の軽いものが多かった。またパニックの頻発など不安定な症例が大半を占め、過半数は定期的に抗精神病薬(自閉症のパニックの治療には少量の抗精神病薬がしばしば用いられる)を服用していた。また、最初の調査ではてんかん発作の合併は一例もみられなかった。

もっともいま述べた特徴はよく考えてみると当然の部分がある。比較的知的障害が軽く、少なくとも言語による報告が可能なレベルでないと、タイムスリップを起こしたとしても確認のしようがない。この現象に関して過去の出来事の裏づけをある程度厳密に行うと、どうしても知的障害の軽い自閉症に集中することになる。ただし先にもふれたように、知的な障害が軽微でないものの中にも、調査を行った自閉症全体の約三分の一には突発的パニックが認められた。言語のないものでも、同様の内的な体験が背後にあるとすれば、自閉症一般に認められる現象である可能性もある。

さらに外来通院を続けている自閉症とは、要するに、外来を訪れ続けるだけの問題が継続している人々である。このような臨床研究では、どうしてもその対象は不安定な症例にシフトすることになる。しかし過去にタイムスリップが見られて今はないという自閉症青年もおり、タイムスリップが頻々と生じていた時期はパニックを頻発させていた時期に重なり、安定をしてくると昔のことを急に持ち出すことは、まったくなくなるわけではないが、少なくとも回数は減少するようである。

想起内容の特徴

次に想起内容である。調査を行った範囲では、圧倒的に不愉快な内容が多かったが、なかには楽しい記憶が語られる場合もあった。もう一人、タイムスリップの例を紹介しよう。

C君は調査当時二一歳。知的能力はIQ五五を示す比較的発達のよい、男性の自閉症青年である。C君は地域の授産所に通っていて、よく働いていたが、周囲のざわざわした状態はとても苦手で、パニックを頻発させており、そのために少量の抗精神病薬を常時服用していた。C君は養護学校高等部のころから、落ち着かなくなると、昔の友人のことをしきりに言い出す癖があり、小学校、中学校の友人を挙げ、友人がどのような服を着ていて、何をしていたかをしきりに母親に問い、自分で答えるなどをしていた。また嫌なことがあった時、両親がすっかり忘れていた昔の記憶を突然に持ち出しては怒り出すことがみられた。

ある日、C君はすっかり不機嫌な様子で帰宅した。年度当初の授産所が新しい入所者の存在などもあってにぎやかで、C君は落ち着かなくなり、どうやら指導員の先生に注意を受けたらしい。C君はしばらく不機嫌な独語を繰り返していた後に、突然お母さんに向かって、「大学で怒ってミニカーをどぶに捨てた」と言って怒り出した。お母さんが必死に記憶をたどったところによれば、それはC君が三歳前後のことであった。当時C君とお母さんは、大学病院の精神科に定期的な通院を始めたのであるが、車が好きなC君に受診のたびごとに必ずミニカーを一つ買うことがご褒美となっていた。ある日の通院のおり、お母さんが目を離したすきに、C君は迷子になってしまった。約一時間あまり捜した後に、お母さんは病院の近くでやっとC君を見つけることができた。しかし見つかった時すでに、その日に買ったミニカーを持っていなかった。C君が怒りながら話すその内容を聞くと、C君は迷子になった時、お母さんがそばに居ないことを怒って、大学病院の近くのどぶにミニカーを捨てたのである。言われてみると、たしかに大学の近くにどぶがあったことをお母さんは思い出した。ちなみに、このエピソードがあった当時、C君はまた数語の単語発語があったのみで会話はまったくできなかった。この出来事を一七年後に突然持ち出して怒り出し、お母さんには、迷子になった時の彼の行動が初めてわかったのである。しかしC君は、不機嫌を引き金としたタイムスリップだけではなく、機嫌がよいときには旅行の話を突然し出すこともあった。一〇年以上前の旅行のことを言い出し、その出発、帰宅の日の様子や、天候などを語り、周囲を驚かせていた。

そのほか、不機嫌なときは幼稚園の叱られた場面のことを、機嫌がよいときには幼稚園のお友だちの服のことを独語する女子の自閉症児もおり、思い出す内容は不愉快場面が多いとしても、楽しい記憶についてのタイムスリップもないわけではないことがわかった。不愉快場面が多いことは、先に述べたように、現在不快体験の中に生きている自閉症の割合が多いという、外来調査から来るバイアスの可能性もある。しかし不快場面にしても、なぜ不快なのかよくわからないものもあった。たとえば、おそらく保育園の頃に、通りすがりの女子高校生であろうか、「セーラー服のお姉さんに声をかけられた」というエピソードを必ず持ち出してパニックになる青年も見られた。このエピソードのいったいどこが不快であるのか了解が難しい内容である。

さらに、このような突発的な時間体験の混乱だけではなくて、継続的に現在のことと過去のことがモザイク状になってしまう者も少数ながら存在した。

Dさんは普通高校に通う高校生であったが、授業中に突然激しく泣き出してしまうことがしばしばあった。授業中に泣き出した後、そのまま泣きながら外来へやってきて「なぜ私だけ保母さんが二人いたのか、悔しくて泣けてしまいました」と訴える。これはどうやら保育園の頃のことである。保育園時代、Dさんには定員外の過配保母さんがついていたのだ。どうも、普通高校で大変な思いをしながら頑張っている状況と、はるか昔の保育園の頃の情景とがドッキングをしてしまうらしい。

Dさんの会話はしばしば時間が横すべりをする。たとえば私が「学校で非常識と言われないように社会のルールに従おう」と説得をしている時に、ルールとは何ですかという話から小学校の校則を誰も守らなかったので腹が立ったという話に横すべりし、次いで指切りげんまんしたけれど誰も守らなかった話（保育園の頃のことか？）に前置きなく移行してしまうので、「いつのことか」と一つひとつ確認をしなくてはならず、こちらも頭がごちゃごちゃになって何の話をしていたのかいつもわからなくなってしまう。つまりDさんの場合、常に過去のことが現在のことに重なって体験されてしまうらしいのである。ちなみに彼女も、「けがをしたのにお母さんがガーゼをきちんと当ててくれなかった」と言葉が出始めた直後（二歳頃）のことを持ち出して怒り、優しいお母さんをいたく困惑させたことがあった。

こうしていくつも事例を集めてみると、タイムスリップの特徴が見えてくる。第一に、比較的発達のよい、しかし不安定な自閉症児や自閉症青年にほぼ特異的に見られる現象であろうということ、第二に、C君の場合をはじめ、多くは現在の感情的な状態、不愉快とか、愉快とか、怒りとかいった感情体験が伏線としてあって、それが引き金となって、過去の同じ感情場面が引き出されてくるということ、第三に、彼らはその思い出した体験を、あたかもつい先ほどの出来事であったかのようにあつかい、よけいに怒ったり泣いたりし始めるのである。そして、第四に、この想起される内容は通常の人には思い出すことができない年齢の出来事や、言葉の開始前後にまでさかのぼることがあるということである。序章のてる君の連続画も、青年期である現在からはるかに過去の世界に遊び続けた記録である。自閉症の少なくとも一部に、通常とは著しく異なった記憶の想起の仕方、および時間体験の持ち方をするものが存在することは明らかなようである。

自閉症と記憶

自閉症の記憶能力が、他の能力に比較して良好なことは、カナーの最初の報告以来認められてきた。以来自閉症の機械的な記憶能力に関しては、自閉症の特徴の一つとして必ず記載されてきたが、特殊能力として取り上げられることが多く、記憶想起の特徴として検討されたことはほとんどなかった。最近のサヴァン症候群（特殊な突出した天才的能力を示す知的障害児・者）の研究でも、自閉症のすぐれた記憶能力に関する研究と分析がしばしばなされた。その中で、自閉症児が記憶に関して普通児とは異なった方法を用いるらしいことが示唆された。しかしこれらの研究では、数字やカレンダー等の機械的な記憶に関するものにほぼ限定されており、記憶想起に関しての言及はなされなかった。

また自閉症児が比較的以前に聞いたフレーズを状況との脈絡なく述べる現象、すなわち遅延反響言語も、カナーによって特徴的な症候として記載され、以後自閉症の症状の代表の一つとされてきた。この遅延反響言語については、これまでもさまざまな言及がなされたが、状況との脈絡のなさが強調される傾向があった。たとえばリムランドは遅延反響言語をはじめ、自閉症児が入力された刺激を分析したり、補足したりせずに「原料のまま」再生することにふれ、このような現象を「閉じられた輪」現象と呼び、遅延反響言語だけでなく、記憶力や模倣、また人称の逆転もその例としてあげた。

しかし振り返ってみると、大きな問題は、このような現象が自閉症児の側からどのような意味をもって生じているのかという点がまったく不問に付されていたことである。これには理由がある。第一に、何よりも自閉症者が通常の方法ではなかなかその体験を表出してくれないということがあげられる。正常知能のものであっても、その体験を意図的に引き出すことはきわめて困難である。彼らは今この部屋にあるものについて語ることはできるし、ここに来るまでの道のりについても語ることができる。さらに世界の天気予報や地下鉄の系統図については、こちらから聞きもしないのに何時間でも語ってくれるかもしれない。しかし、どんな具合に感じているのか、どんな考えが浮かんできたのかなどといった内的な体験を聞き出そうとしても、「わからない」としか答えない。体験を言葉によって他者と共有するということが非常に困難なのである。

このような自閉症独自の困難さに加え、自閉症研究の全体的な流れからくる問題があった。周知のように、自閉症の基本的病因仮説は最初の報告から少なくとも三回大きく変わっている。カナーの最初の報告から約二〇年間、自閉症は生まれた後に生じた重度の情緒的な障害と考えられたいた。この当時の自閉症は、児童分裂病と同義語となっていた。しかし追跡研究の成果によって、自閉症は先天的な発達障害であることが明らかとなった。とくに認知障害に基づく言語障害が、自閉症の中心にあるとする考え方が一般的となった。のちに、言語障害のみでは自閉症が説明できないことが示され、自閉症の「自閉性」に再び注目が集まるようになる。

しかし、このような基本的な考え方の転換に伴って、発達障害としての自閉症が強調されすぎ、また自閉症の言語障害に注目が集中したあまり、自閉症の体験世界に関する検討が一時期停滞してしまったのである。

自閉症の体験世界の特異さを最初に伝えたのは、一九七九年のベンポラッドによるジェリーの症例の報告である。ジェリーは報告当時三一歳、四歳の時にカナー自身によって自閉症と診断された正常知能の青年である。この報告を嚆矢として、正常知能自閉症者の過去の回想という貴重な報告がいくつかなされるようになり、ごく最近になって自閉症者自身の自伝がいくつも著されるようになった。それらの報告によって、自閉症の一部に過去のことを非常に正確に回想できるものが存在すること、またその幼児期は、高機能（正常知能）の自閉症といえども混沌として非常に脅威的な世界が展開しているらしいことが示された。

すっかり有名になったドナ・ウイリアムズの自伝（『自閉症だったわたしへ』）の中には、実はタイムスリップの場面がいくつか見られる。また私は海外で製作されたドナについてのドキュメンタリーの中で、彼女が昔のことを語り出すうちにタイムスリップを起こし泣き出したのを見たことがある。しかしこの研究で頭をひねっていた当時、まだドナの自伝は出版されておらず、自閉症者の回想の中にもタイムスリップに関する記載はなかった。

タイムスリップ現象に関するこれまでの報告

これまでに、この現象に明確に言及した研究は私の調べた限り、日本の二人の自閉症学者による計三つの論文のみであった。本節のはじめでもふれたように、石井（高明）は一九六二年の論文で、ある自閉症児が七、八年以上前のことを持ち出して怒ることを記載した。また一九八三年に発表された同じく石井（高明）の別の論文においては、数年前の出来事を口走りながら突然パニックを生じるという、低い知的レベルの自閉症にも広くみられる想起パニックに関して記載し、記憶や表象を現在の知覚と混同する結果生じる現象ではないかと指摘した。またわが国を代表する自閉症学者である栗田（広）は、一九八七年に書かれた自閉症と分裂病との関連に関する論文の中で、自閉症の記憶の異常についてふれ、二〇歳になった自閉症青年が中学生時代にいじめを受けたことを想起して興奮し、反撃をしに行こうとした、まさにタイムスリップの症例を記載した。栗田はまたこの現象と遅延反響言語との類似についてふれ、記憶内容が文脈の上で理解されないため、断片的な状況に結びついて、状況や時間の整理がなされないまま保持され、同様に状況の意味や時間の連なりとは無関係に思い起こされるのではないかと指摘し、自閉症の言語機能の障害との関連について検討した。私の知るかぎり、この二人の先達の研究だけがタイムスリップそのものについてふれた文献であった。

私はこの現象について前記の臨床的な特徴をまとめ、児童青年精神医学会で発表を行った。しかし、なぜ自閉症にこのような特異な現象が生じるのか、報告を行った当時まったく説明ができなかった。精神医学とは因果な学問である。タイムスリップがありました、だけでは意味をなさない。なぜ、どのようにして、この現象が自閉症に生じるのか説明しなくてはならない。

その他の精神科疾患における類似の病理

タイムスリップ現象とは、自閉症の児童・青年が突然に過去の記憶を想起して、その出来事をあたかもつい先ほどのことのように扱う現象であるが、記憶表象の偽現在化という現象は、実は精神医学では古くから知られており、エクムネジー（ecmnesia）の呼称で呼ばれていた。これまでエクムネジーが起きることが報告された疾患としてはヒステリー、てんかん、分裂病などがある。自閉症のタイムスリップ現象はエクムネジーの一種であることは間違いないのであるが、エクムネジーにはやや概念に曖昧なところがあり、またタイムスリップではその記憶体験が患者の言語開始前後にさかのぼることがあるなど、おそらく自閉症そのものに深く結びついた部分があるので、わざわざオリジナルな呼称を用いることにした次第である。

さて、タイムスリップによく似た記憶想起の病理に関する最近の記載を探してみると、次の三つの病態においてよく似た現象が報告されていた。第一が、境界性人格障害、次に分裂病、そして外傷体験（心的外傷後ストレス障害〔ＰＴＳＤ〕、ＤＳＭ-Ⅳ）である。

鈴木（茂）は境界性人格障害の詳細かつ厳密な記述精神医学的研究を行い、境界性人格障害の患者には、遠い過去のフラッシュバックされた記憶が現在の意識に常態的に割り込むという現象が見られることを示した。幼児期の記憶が、時としては数十年を経ても生々しく想起されることも稀ではなく、この点はタイムスリップ現象に類似している。しかしこの想起内容は、時としていくつもの違った形で想起され、おのおのが矛盾した内容であることもあることが鈴木の見いだした重要なポイントである。鈴木の記載した例を引けば、「水ぼうそうで寝ていて目がさめたら誰もいなくて寂しかった」という記憶と、「水ぼうそうで寝ていて周りに家族が大勢いたが寂しいと強く感じた」という記憶が共に語られる。境界性人格障害におけるフラッシュバック記憶には、記憶内容に多少の歪曲が生じているものと考えざるを得ない。鈴木によれば、その記憶内容はいわば隠喩のような構造となっている。その隠喩性に引きずられることによって、想起記憶に若干の変形がもたらされていることが推定されるのである。

次に分裂病であるが、臺（弘）や安永（浩）によれば、分裂病の記憶の病理にはエクムネジーを含むさまざまな形が見られ、時間体験の異常も稀ならず生じる。また彼らが乳幼児期の記憶を（場合によっては生まれる前の記憶を）語ることも時には見られる。分裂病の記憶の障害に関して、安永は彼独自のファントム理論によって詳細な検討を加えている（実は私もファントム理論によって自閉症という病理を考えてみることにより頭の中の整理が進んだのであるが、ファントム理論の圧縮した説明は、私の能力をはるかに越えた作業である）。

さてこれらの研究者による詳細な検討を見るかぎり、分裂病においては境界性人格障害以上に記憶の歪みが生じやすく、事実無根と言うことはないとしても、現在から過去への記憶投影という形のものが大半を占めている。また私の経験のかぎりでは、とくに患者を悩ませる自生的想起内容は、急性期発症前後の混沌としたつらい記憶が圧倒的に多く、現実であるのかそうでないのか本人にも区別がつかないようだ。付言すれば、このような不安定な記憶を分裂病の患者に正面から聞くことは、下手をすると病状の増悪を招きかねないので、よほどデリケートに扱う必要があると感じる。いずれにしろ、境界性人格障害や分裂病に見られる記憶想起現象は、その内容に歪みが見られる点が自閉症のタイムスリップとは異なっている。

次に阪神大震災をきっかけにすっかり有名になったＰＴＳＤでは、外傷体験の記憶が些細なきっかけによって繰り返しフラッシュバックされることが知られている。記憶内容の歪みも普通見られず、自閉症のタイムスリップときわめて類似している。他科のコンサルテーションでときどき出会う外傷体験と思われる心因反応は、交通事故のあとに生じたものが多かったが、虐待の例もあった。些細なきっかけ（たとえば交通事故であれば、スピードを出して走るトラックを見た、テレビで交通事故のニュースが流れた、また、事件と同じ季節になった等）によってその事件の場面が突然にフラッシュバックしてしまう。この突然の記憶想起に心理的な距離がとれず、事故や事件をまさに再体験してしまうことも自閉症のタイムスリップとよく似ている。

タイムスリップと外傷体験の類似という事実を考えてみたとき思い当たるのは、最近増えてきた自閉症者自身の回想や自伝を見るかぎり、正常知能の自閉症者でも、その幼児期はほぼ一貫して混沌とした脅威的な世界の中にあったことが語られていることである。自閉症者ジェリーの回想では、幼児期は耐えがたい騒音と異臭の中にあったという。子どもや犬などの生き物はとくに恐ろしく、教室では自分がバラバラにされてしまうのではないかと感じていたと彼は述べている。またトニーという青年の手記では、自分はかつて恐怖と白日夢の世界にいたという。シャワーを浴びる、爪を切るなどの単純なことが非常に恐ろしく、その一方で彼はお化け屋敷が大好きであったと述べている。ドナ・ウイリアムスの自伝も混沌とした幼児期を語っている。しかし彼女の場合、虐待といってよい家庭環境の中に育っており、その混乱がどこまでが自閉症固有のものかわからないところがある。一方、テンプル・グランディンは、自分にとってひどい恐怖の体験はむしろ青年期になってからで、幼児期はそれほど恐怖は強くなかったと記している。しかし、恐怖が他の人の通常の感情ではないと気づいたときひどく驚いたとも述べている。自閉症の幼児が、周囲の状況が理解できず、出来事の予測がつかず、過敏性に悩まされ、パニックを起こし続けていたとなると、これは外傷体験の塊のような世界である。何気ない日常生活であっても、幼児期の自閉症には脅威的なものとして体験されていたとしても不思議ではない。

それではタイムスリップは外傷体験であろうか？　しかし外傷体験のフラッシュバックと自閉症のタイムスリップとの相違点も認められる。第一に、友人の服装などの楽しい記憶に関してもタイムスリップが生じている。さらに外傷体験の場合には、多少の潜伏期を経た後に、強いフラッシュバックが生じ、やがて長い時間が経つに連れて徐々におさまり薄れてゆくのに対して、私の集めたタイムスリップ現象のエピソードでは、彼方の記憶が突然に想起され、その表出は一回かぎりであったこともある。たとえば次のようなエピソードである。

二歳から外来で相談を受けている自閉症の少年である。母子通園施設を経て四歳から保育園に入園した。この時点で発語は単語のみで二語文はまだなく、オウム返しが中心であった。また著しい横目などの視症状が認められた。保育園では多動でいつも跳ねまわっていて集団行動はとれず、漢字が好きな彼は職員室にある先生の印鑑に興味を示し、登園すると印鑑を確認するのが日課になっていた。九歳の夏休み、彼は久々に外来を訪れ学校生活の報告を行った。診察室の机の上にある朱印を患児がいじろうとしたので「ダメ」と言って止めたところ、泣きながら「くるまないよタクシー」と繰り返し叫んだ。この言葉は保育園に行き始めた頃、園でパニックになった時にしばしば言っていたフレーズで、「車じゃなくてタクシーだよ」という言葉の遅延反響言語である。保育園へ登園当初、印鑑いじりを患児は日課としており、外来で朱印いじりを私に止められ、五年前の状況が再現され生じたタイムスリップと考えられた。しかしお母さんによれば「くるまないよタクシー」と患児が言ったのは五歳以後見たことがないという。またその後も現在まで認められたことはなく、この外来でのエピソードが一回あるのみである。

このような外傷体験との相違点を見ると、問題はどうやら自閉症の体験世界そのものに潜んでいるようである。自閉症の意識や体験のあり方が、通常のわれわれとはかなり異なった部分があるのではないだろうか。とくに記憶との関連で検討を必要とするのは、自閉症の言語の問題である。

タイムスリップと自閉症の言語

タイムスリップのもう一つの特徴は、普通者では遡及できない幼児期、また彼らの言語開始前後の正確な記憶を持ち出すことである。幼児期の記憶を自閉症者が正確に想起できる場合があることは、先に述べた自閉症者の回想、伝記においてすでにいくつかの実例が示されていた。しかし通常の記憶機能においては、言語のかかわりが不可欠であることが定説となっている。

記憶の第一段階は感覚器へ入力された情報が短期間保持される、感覚記憶とよばれる過程である。この貯蔵時間は〇・五秒以下と言われ、いっさいの符号化はこの時点では行われず、部位としては第一次感覚領野においてなされる。この中で選択的な注意が向けられた情報は、パターン認知されて短期記憶へと転換される。普通この段階ですでに聴覚的符号化すなわち言語機能が関与することは、われわれが電話番号を覚えるときに、言葉に出して反復をすることからも了解できる。短期記憶の容量は非常に小さく、普通七プラスマイナス二個程度であり、保持できる時間は数分程度である。この機能は感覚連合野が関与しているとされる。

短期記憶の情報の中で、既存の知識によって意味づけられたりイメージ化されたりする情報は長期記憶に転送される。この過程においては、情報の固定化と検索のための符号化が必要とされ、前者を海馬など側頭葉内部の領域が、後者を視床背内側核などの間脳の領域が関与しているといわれる。

長期記憶はさらに、意識的に想起が可能な陳述記憶と、意識にのぼらない運動や楽器演奏などの手続き記憶とに分けられ、陳述記憶はさらに出来事の記憶などのエピソード記憶と、辞書的な知識などの意味記憶とに分けられる。エピソード記憶には海馬が、意味記憶には側頭葉が、手続き記憶の働きには小脳が関与していることが最近の研究で示されている。

さて、この長期記憶への固定に際してまた検索に際して、共に符号化が必要とされる。つまり、通常は言語的意味性によって整理され貯蔵されている。このように、通常の記憶の過程では言語の関与が不可欠であり、それであるからこそ、言語開始以前の記憶は検索の手段がないために想起ができないのである。

言語機能はまた意識活動の中核的な働きをしている。われわれは言語を用いて認知し、思考し、他者とのコミュニケーションを行っている。さらに重要なことは、言語には体験の共有として働く部分があることであるが、この点は少し立ち止まって考える必要がある問題である。われわれは「暑いですね」あるいは「寒いですね」と何気なく言葉を交わし合う。「あー、いやになっちゃう。またふられちゃった」と愚痴をこぼし合う。これはよく考えると不思議なことである。暑いからどうだと言うのだ！　このようなコミュニケーションは、意味の伝達を行っているのではない。暑いという体験を言葉により互いに共有し合っているのだ。「ふられちゃった」という個人の体験が、言葉に出すことによって、その具体的体験そのものに名前が与えられ、それにより意味が与えられ、同時に個人的な体験から「ふられた人」一般の共通の体験になる。この過程を通して、言語化により、生の体験には心理的な距離が自動的に与えられることになる。だからこそわれわれは「暑いですね」と言葉を交わし合うのである。

もし言語を介さない体験というものがあるとすれば、当然ながら意味性による整理が行われず、共有性に欠け、心理的な距離が欠けることになるだろう。そんな体験があるだろうか。外傷体験がまさにそのような体験である。あまりに脅威的な体験は、意味性による統合や整理ができない。言い換えれば、言葉による統合ができないような脅威的な体験が外傷体験となるのである。一方、自閉症においても言語障害はもともとその基本的な障害の一つである。しかし、たとえば先のA君のように、知的に高度で言語的な能力の高い自閉症も存在する。

自閉症の臨床から自閉症の言語の特徴を見てみよう。自閉症の言語の発達を言語開始前からみると、「バイバイ」の模倣を自閉症児が自分に向けて行うことはよく知られている。他者から自分に向けられた「バイバイ」をそのまま真似れば、自閉症のような形になるのが正解であり、むしろ普通児においてなぜ「バイバイ」が正しく相手に向けた形で模倣できるのかが問題である。これは普通児においては、自分の体験と他人の体験の重なり合いが成立しているからである。つまりこのような言語開始以前の模倣行動においてすでに、自閉症においては自他の体験の重なり合いという部分に障害を有するのである。

通常の乳児の世界は親との一体感の中から始まる。この原始の状態はすべてが私ともいうべき汎我的世界である。幼児がおもちゃのみならず、虫にも椅子にもコップにも感情移入を自動的に行うのは周知の通りであり、もろもろの事象にすべて人格や感情を認めるアニミズム的な世界である。この「私」および「私たち」に満ちた世界の中から自他が分かれ、自己意識が析出してくる。しかし自閉症の場合、このような一体感からの出発がない。自閉症の場合、なぜそうなるのかということは自閉症の病因に直結する問題であり、いまだに結論には至っていないが、知覚入力の処理の過程に問題があるらしいことはある程度明確になってきた。普通の乳児のように、必要な情報に注意を絞り込む機能（選択的注意——雑多な音の中からたとえば母親の言葉に注目を自動的に振り向ける生理機能）の障害が中核なのではないかと私は考えている。程度の差はあれ、このような情報に対するチューニングがずれていて、雑音の中に立ち往生している状態を考えると、幼児期の自閉症の行動は非常に了解しやすくなるのである。

さて、この自他の重なり合いという前提が未確立の構造の上に、言語機能が発達したものが、自閉症独特の言語障害である遅延反響言語（オウム返し）や、人称の逆転、また疑問文による要求などの自閉症独自の言語の病理である。これらはすべて、「バイバイ」を自分に向けて行う模倣行動と、言語を用いても形式は同一であることに注目してほしい。自分に向けた「バイバイ」において生じているのは主客の逆転である。同様に、遅延反響言語においても、疑問文による要求においても、その構造は「私」の形成不全であり、認知対象があたかも主語の位置に置かれる形となっている。

多様な自閉症を言語の構造のみから説明することには無理があり、あまり理論的に走りすぎないようにしたいと思うが、少なくとも自閉症の自他の重なり合いの障害がもたらすものは、言語の構造においては自己意識の形成不全であることを押さえておく必要がある。この主語の形成の問題こそが、自閉症の汎化の障害などにも直結しているのではないかと私は考えているのであるが、この点に関しては次節で再度取り上げたい。

このような「私」が不全の状況では、言語による対象化によって生じる心理的距離は存在せず、認知表象が主語の位置に来てしまって、あたかも自己意識を占有するような構造となる。これは認知表象のみに生じるのではない。記憶表象に対してもやはり、自己意識の占有という現象が生じる。つまり、タイムスリップにみられるエクムネジーは記憶表象の偽現在化というだけでなく、実は記憶表象による自己意識の占有という構造であることが示される。

要するに、自閉症における言語の働きは、われわれのような精神活動の中軸とはなりえていないようだ。意識のあり方や構造そのものが、通常は言語を軸としているわれわれのあり方とは若干異なっていると考えざるを得ない。言語が意識の中核的な働きを持たず、言語による索引や検索が行われないのであれば、言語開始前後の記憶が想起できたとしても不思議ではない。テンプル・グランディンは言語によってではなく、すべての思考を視覚的なイメージの操作によって行っているという。より抽象的な言葉も、頭の中で視覚的なイメージに翻訳することによってやっと把握が可能であり、通常の人とのコミュニケーションにおいては常にこのような翻訳を行っているという。さらに、その気になれば視覚的なイメージの世界に没頭することができるという。

まとめてみると、自閉症にとってその体験は心理的な距離に欠け、非言語的な外傷的な体験となりやすい。この体験は意味性によって統合されないまま、長期記憶に保存され、その記憶は意味性ではなく、雰囲気や感情といった非言語的手がかりで想起され、フラッシュバック再生される。再生された記憶表象にも心理的距離が欠け、記憶表象に自己意識が占有されてしまう。このような意識の構造を想定することで自閉症のタイムスリップは説明が可能である。

自閉症療育におけるタイムスリップ現象の意義

これまで自閉症研究において、自閉症者の意識のあり方の独自性という問題はなぜかあまり検討されてこなかった。一九九〇年代になって自閉症者の回想や伝記が出揃って以後、やっと自閉症の体験世界は通常のわれわれの意識のあり方とは若干異なっているのではないかという指摘がなされるようになったのであるが、タイムスリップはその一つの証拠である。

以下に自閉症の内的世界を辿って行くうえで、この現象の存在によって手がかりを与えられる事柄についてまとめてみたい。

まず自閉症の時間体験の特異性である。自閉症にとってこれから生じることの類推など、未来の把握が非常に困難らしいということは心理テストや類推能力（executive function）の障害の研究から示されてきた。タイムスリップに示される自閉症の意識世界の構造においては、言語を軸とした体験の普遍性が成立せず、また先述のように客観的自己意識の形成不全を伴う。自己意識と時間感覚とは不可分であることは木村（敏）が指摘している。自己の体験が常に自己に立ち帰ることによってのみ自己の歴史性が形成され、そのような反復の中で自己の過去と未来の感覚、また時間の感覚が成立するのであるなら、自閉症の体験世界の中では他者と共有された自己の歴史性が成立しない。このような構造の中で、未来の事象の把握に困難をきたすことは当然であり、また過去の出来事についても、共有された時間の流れの中に位置づけられた体験としてではなく、他者と共通の時間軸を欠くものとならざるを得ない。このような体験記憶は、先に示したように過去の些細な共通性によってランダムに意識の中に流れ込むことになる。またある状況が偶然過去の状況と重なりあった時に、一回だけの遠い過去の再現といったことも生じる。

このような構造を考えると、臨床で出会う自閉症の病理の中で了解が容易になる事柄が少なからずある。たとえば、自閉症の青年や成人が、時として「自分は三歳である」などと、幼児の年齢であると主張することがある。彼らにとって他者と共通の歴史性を持った自己像の形成が困難であるとすれば、すでに青年期の自閉症者が自分は三歳であると主張しても異様なことではない。また高機能自閉症の青年や、アスペルガー症候群の青年がしばしば非常に激しい自己不全感や自己同一性の障害を訴えることも了解される。

次に、このような自閉症の精神病理をふまえたうえで、自閉症療育に有用と思われることをまとめてみる。第一は、想起パニックをはじめとして、これまでよくわからなかった自閉症に見られる突発的な感情的表出が、背後にタイムスリップの存在することを想定することによって了解できることである。自閉症の体験世界においては、絶えず現在と過去とが二重写しになっている可能性を常に考慮しておく必要がある。日記において、現在の出来事と過去の出来事をモザイク状に既述する自閉症児を時に経験する。またDさんのように会話が常に過去の出来事に横すべりしてしまう自閉症青年もみられる。しかもそのような体験は周囲に気づかれない。現在の強い感情的な体験は、ただちに過去の同様の体験を引き出してくる可能性がある。周囲の者にはなぜ彼らが突発的に混乱したり怒ったりするのか理解できず、自閉症の療育における困難の一つとなっているのである。

また自己の体験だけでなく、同様の記憶の再現が母親の表情など他者の表情や、テレビドラマの一場面などにも生じる。先のA君が、外来で突然奇妙な表情を示したので理由を問うと、「いま嫌なことを言って家族が不快な表情をしたことを思い起こしたため」と説明をした。ある感情的体験が生じた場面において知覚された他者の表情を反復しているのである。これが言語性チックのように言葉による再現にならずに表情という視覚的イメージによって再現されるところが興味深い。同様に教師に叱責を受けたという状況を突然に自閉症児・者が一人二役で再現してみせることもある。私はこれを行為チックと呼んでいる。

このような現象の延長に、自閉症児・者の示す一過性の憑依がある。稀ではあるが激しいいじめを受けた自閉症青年がいじめの事件を語っているうちに加害者に憑依してしまい、加害者と同じ口調で脅したり迫ったりすることがある。これらは遅延反響言語の究極の延長形である。先に考察した自閉症における自己意識の形成不全とそれに基づく記憶表象や認知事象による自己意識の占有という病理構造を想定すると、彼らが時にこのような他の人格への憑依を生じることは了解できることである。

さらに重要なことは、タイムスリップの存在によって、強引な療育に対し再考が促されることである。自閉症児に対する強力な行動療法的療育を行うことで高名であった、ある療育教室で療育を受けた自閉症児のグループにおいて、一〇年以上を経た青年期に至って高率に想起パニックの頻発が生じていることに私は気づいた。自閉症の敏感さや過敏性を無視した強引な療育は、その時には副作用もなく成果をあげたとしても、数年後、時には十数年後に想起パニックやタイムスリップの頻発という形で重篤な副作用を生じる場合があるのである。

内的世界を考察することは、とりわけ自閉症のようなみずから進んで内的な体験を語らない対象においてはきわめて困難かつ明証しがたい領域である。タイムスリップは自閉症の精神病理を考察するうえで貴重な手がかりを与えてくれるものであり、自閉症の内的世界への一つの入口となるのではないかと考えている。

2 自閉症の体験世界

自閉症の不思議

自閉症は、科学史においてもきわめて特異な位置を占めるのではないかと思われる。一つは、自閉症が一九四三年のカナーの記述まで知られていなかったことである。自閉症は少なくとも一〇〇〇人に二人から三人、自閉症グループ（広汎性発達障害）は約一〇〇人に一人という調査結果が示されている。これだけ頻度の高い発達障害と言えば、他には精神遅滞しかない。そして、自閉症に慣れた人たちには、たとえば通りですれ違っただけでも自閉症の子どもとぱっとわかるとほど独特なところがある。

今になってみると、これだけ一般的な、そして特徴的な一群の子どもたちが、二〇世紀の真ん中まで気づかれずにいたということは不思議としか言いようがない。もっとも、丹念に振り返ってみると、昔から自閉症が存在した痕跡は世界のさまざまな民話の中の「変わり者」の話に見いだすことができる（その具体例は、第3章で紹介するハッペ女史の著作である『自閉症の心の世界』にいくつか拾われている)。またアヴェロンの野生児のように、はっきりと自閉症と診断を下すことができる児童の記録もある。しかし、それにしても不思議である。しばしば言われるように、自閉症は増えたのであろうか？

実はわれわれの研究グループでは、名古屋市緑区の一歳六ヵ月児健診の事後健診を通して、一九七九年から継続した一五年データを取っている。最初の五年間と次の五年間では、同じ診断基準（DSM－Ⅲ）を用いてまったく差がなく、自閉症は対象者の〇・一三％であったが、最後の五年間にはその値が〇・二％に上昇した。この数字は追跡期間に診断ができたものに限っているため、疑診は含めておらずミニマムの数字と考えられる。また少数の専門家によって、わざわざ同じ診断基準を用いて行われた、比較的厳密な資料ではないかと思う。それにしても、増加の可能性を示唆するものの、少なくとも減ってはいないらしいということが確実に言えるだけで、この資料から自閉症が増えているとは断言しがたい。

さらに、最初の報告以来、これまで一貫して世界レベルで膨大な研究がなされ続け、しかもその基本的な考え方がこれだけはしなくもコロコロと変わった病態は自閉症以外にはないであろう。ただしこのなかで、自閉症の特異な体験世界のあり方が広く知られるようになったのは、ごく最近のことであることを銘記しておきたい。

一九七九年、ベンポラッドによって、前節でも紹介したジェリーという名の高機能（正常知能）自閉症の青年の回想が報告された。回想自体は、このベンポラッドの論文の中でもわずかに一ページ半にすぎない短いものである。しかしこの回想が研究者に大きな衝撃を与えた。ジェリーの回想によれば、彼の幼児期は耐えがたい騒音と、耐えがたい異臭に満ちていたという。何もかも恐ろしく、とくに生き物は恐ろしく、また教室にいるときには彼はいつも粉々にされてしまうのではないかと感じたという。また彼は食品に貼られている値段の数字を見るのが楽しみであったという。このジェリーの回想によって、われわれは初めて自閉症の特異な世界にふれたのであった。

より詳細な自閉症の体験世界が明らかになってきたのは、八〇年代後半を過ぎてからである。とくに八六年に出版されたテンプル・グランディンの自伝『我、自閉症に生まれて』と、九二年に出版されたドナ・ウイリアムスの自伝『自閉症だったわたしへ』は世界的なベストセラーとなり、世界に大きな衝撃を与えた。その後、さまざまな国で、それぞれの国に生きてきた高機能自閉症の自伝が出版されるようになった。この自伝や回想によって自閉症の体験世界がより明らかになるにつれて、われわれはもう一度、自閉症という病態のもつ深さに驚かされることになったのである。

今から振り返ってみると、最初期の情緒障害仮説も、その後の言語障害仮説も、自閉症をあまりにも単純に考えていたことがわかる。また分裂病との関連についても、同じか違うかといった単純なレベルの問題ではないことが今や明らかになった（分裂病との関連については第3章参照）。

自閉症の広範な症状を統一的に説明できるか

現在自閉症は、俗に「ウィングの三つ組」と呼ばれる三つの症状がその基本障害とされている。自閉症と非自閉症の比較から、自閉症にのみ特徴的に見られるものを抽出した結果としてまとめられたもので、社会性の障害、言語・コミュニケーションの障害、想像力の障害とそれに基づく行動の障害の三者である。

社会性の障害は、いわゆる自閉と呼ばれるものと同一である。親を求めない、目が合わない、平気でどこかへ行ってしまうという幼児に特徴的な行動に始まって、双方向の交流ができない、人の気持ちが読めないといった社会的相互反応の問題に発展してゆく。

言語・コミュニケーションの障害は、言葉の遅れから始まり、その後遅れて言葉が出てくるようになると、オウム返し、人称の逆転、疑問文による要求、会話の困難など自閉症の独特の言語の異常が見られるようになる。さらに言語能力が向上した場合には、比喩や冗談がわからないことが問題となる。

行動の障害は、自閉症に独特な同一性保持行動、一般的にこだわり行動と呼ばれるものであり、そのうち、最も早く現れるのは常同的反復的な自己刺激行動である。その後興味の限局が現れ、さらに順序固執へと展開してゆく。

要するにこの「三つ組」は、かなり広範な問題を含んでいる。研究者の中でも、この三兆候を統一的に捉えようとするものと、別々の問題が重なり合ったと考える立場とがある。私自身は、これだけ広範な症候群がそれぞれ別々のものとして偶然重なり合って生じるとは考えにくいので、この三兆候には内的な関連があり、ワンセットで捉えるべきではないかと考えてきた。するとこの三者を統一的に説明をすることが求められる。たとえば第3章で紹介する「心の理論」の障害仮説は、この三者を統一的に説明することが可能な有力な自閉症の障害仮説の一つである。

自閉症と遺伝的負因

ただし最近になって実は、この三者がある程度バラバラの要因から成り立っているかもしれないということを示唆する資料が出てきた。自閉症において遺伝負因があることは事実である。たとえば一卵性双生児（同じ遺伝子をもっている）の自閉症の一致率（つまり片割れが自閉症であればもう一人も自閉症である割合）は八〇%から九六%にのぼる。それに対して二卵性双生児の場合は二%から一〇%程度とぐっと低くなり、これは兄弟の場合の発生率にだいたい一致する。一般の発生率が〇・二%程度であるから、兄弟の場合は一桁危険率が跳ね上がることになる。しかし、それにしても一卵性双生児でも数%から二〇%程度の不一致例があるのであるから、遺伝的な要因の関与は否定できないものの、それだけではないことも明らかである。そもそも自閉症はその社会性の障害という本態のために、結婚をすることが非常に少ないので、再生産されることがなく、もし遺伝だけの問題だったら自閉症の発現率は徐々に減ってゆくはずである。

ところがこのところ、自閉症の近親者の認知特徴に関する調査の資料が集まってきた。以前から知られていたのは、自閉症の兄弟に言語遅滞の既往がある非自閉症の兄弟が少なくないことであった。これは臨床でもしばしば経験されるところである。つまり言語の遅れの部分は、いくらか独立した問題として遺伝的な負因をもつ可能性が指摘されていた。

さらに最近になって、高機能（正常知能）広汎性発達障害、とくにアスペルガー症候群が注目を集めるようになり、しばしばアスペルガー症候群の近親者によく似た対人的な苦手さをもつ人が少なくないことが知られるようになった。高機能者テンプル・グランディンは両親ともその気《け》のある人と述べている。

たしかに第3章でくわしく紹介するアスペの会（高機能広汎性発達障害児・者の自助グループ）で、とくにアスペのお子さんのお父さんに幼児期のお話を聞くと、ひょっとしたらこの方も元アスペ？といったエピソードを実に多くうかがうことになる。ただし、お父さん方の名誉のために付け加れば、彼らはアスペルガー症候群とは診断できない。なぜなら、われわれが用いている国際的な診断基準には、必ず次のような留保があるからである。

「これらの障害が社会的、職業的あるいは重要な領域において明らかな臨床的な障害を引き起こしている」

つまり仕事をもち、家庭をもち、きちんと働いておられる方々は当然除外される。脱線であるが、われわれは診断基準を必ず厳密に使用するようにしている。そうでなくては何のことを取り上げているのかわからなくなってしまうからであるが、困ったことに発達障害の臨床においては、きちんと用いられていない状況が少なくない。○○（個人名）のＭＢＤとか○○の学習障害といった個人的な診断を下すことは構わないとは思うが、隣に必ずＩＣＤ（世界保健機構〔ＷＨＯ〕の国際診断基準）またはＤＳＭ（アメリカ精神医学会〔ＡＰＡ〕の診断基準）の診断をつけておいてほしいものである。

ともあれ、社会的な苦手さという側面も比較的独立した負因をもつ可能性が出てきた。

さらにごくごく最近になってもう一つの資料が加えられた。自閉症の近親者に、中枢的統合の弱さを示唆する認知の特徴をもつ非自閉症の人が多いという報告がなされたのである。

中枢的統合（central coherence）とは、自閉症が高成績を示す認知機能の説明のためにもちだされた概念である。自閉症に下位項目の検査をもつ認知心理テスト、たとえばウェクスラー系の知能検査などを行った時、全体のレベルよりも低くなる項目と高くなる項目とがある。一般に低くなるのは一般的理解（常識を問う課題）と絵画配列（絵を出来事の順に並べ変える課題）で、高くなるのは積み木模様（赤および白の面と赤白で三角に塗り分けられた面をもつ小さな真四角の積み木を用いて、提示された大きな模様の形を作る課題）であることが知られており、とくに積み木模様は全体的な知的能力を同じレベルにした普通児や精神遅滞児よりも、自閉症児のほうが高い成績を上げることが報告されている。

なぜこの課題において、自閉症は高い成績を上げるのであろうか。それはこの課題が挑戦する内容にからんでいる。つまりこの課題が困難になるのは、全体的な模様によって個々の構成要素がわからなくなることによる。自閉症の場合、模様を全体的なものとして捉える能力が弱いために、逆に模様にとらわれずに見ることが可能となり、これが高成績をもらたすのである。この全体的なほうに認知のスイッチが優先される機能が「中枢的統合」である。

たとえばわれわれは、丸の中に点が二つあればただちに顔の絵と見えてしまう。四角の下に小さい丸が二つついていれば車とみなす。このような丸、点、四角といったバラバラの構成要素よりも、それらを包括的な情報としてまとめる方向に強い優先処理がなされる傾向がある。そのような中枢的統合が弱いという認知の傾向と、自閉症の何が直結するのかといえば、いうまでもなくこだわり行動である。情報を全体としてまとめることができずに、細部のままばらばらに処理する傾向が強ければ、当然全体の意味よりも細部にとらわれる傾向を作るであろう。これが断片的な情報を集める傾向に直結し、こだわり行動の基盤となることは考えられる。つまり中枢的統合が弱い近親者の存在は、自閉症のこだわり行動の部分に関して、独立した遺伝的な負因が存在する可能性を示唆するのである。

そうしてみると、社会性の障害、言語の障害、行動の障害という自閉症の三つ組のいずれもが、非自閉症の近親者に見られるということになり、おのおの独立した遺伝子に乗っているという可能性が浮上してくる。それではこの三つの要因となる問題がそろったときに、初めて自閉症という病態が成立するのであろうか？

先に述べたように、これだけ頻度が多い問題が遺伝子だけの問題で生じるとは考えにくい。遺伝病として知られる多くの病態は、頻度が一桁、二桁以上も自閉症より稀なものであり、一般の人にも裾野が広がっている自閉症症候群のような病態に同一のモデルを適応させることは困難である。自閉症と同様の広範な症状を含む障害のモデルということを考えてみると、それは精神遅滞以外にはないであろう。つまり精神遅滞の場合は、さまざまな生物学的要因によって、全体的な認知の障害という非常に一般的な認知レベルの問題が生じる。それが社会的な適応の障害という行動上の問題をもたらし、精神遅滞という臨床的症候群を作る。自閉症の場合も、自閉症を合併する障害は、感染症、代謝障害、ホルモン異常、染色体異常、出生時障害、遺伝病などなど、ほぼ発達障害のすべてを含んでおり、生物学的なレベルではさまざまな病因があると考えざるを得ない。その生物学的要因が認知レベルでは、社会性の障害を中心とする比較的一般的な認知レベルの障害を引き起こし、その結果として自閉症の三兆候という行動上の特徴的な臨床像を形作る。このようなモデルが最も考えやすいのではないかと思う。そして、このように考えてみると、行動上の特徴を統一的に説明をする認知レベルの障害、またその認知レベルの障害と生物学的な基盤のレベルとの関連の説明が必要とされる。そのような仮説として先に述べたように「心の理論」の障害仮説がすでにあるが、私としては多少の不満もあり、統一的な説明が可能なそれ以外の仮説を検討してみたいと思う。

自閉症の世界と自閉症の症状

自閉症の生物学的な基礎研究は膨大なネガティブデータ（異常なしの所見）の山である。だがその中でどうやら確からしいものはというと、形態学的な探求からは小脳と辺縁系の異常が、生理学的な検索からは言語と非言語の識別がなされていないなど情報処理過程の障害を示唆する異常が、明らかにされたに過ぎない。これらの資料が示唆するものは、注意の障害の存在である。

自閉症の最幼児期の資料も、自閉症に何らかの注意の障害が存在することを示唆している。ささいな音に過大な反応を示したり、逆に大きな音を無視したりという現象は昔から注目されてきた。とくに最近になって注目をされているのが共同注視の障害と、原叙述的指さしの欠如であるが、この二つは実は同じ現象の異なった側面を捉えたものである。

乳児期後半になると乳児は何かを見つけた時に、母親の視線を確認する。そして母親がそれを見ていれば一緒に笑う。見ていなければ、声を出し、時として対象を手で示して（原叙述的指さし）、一緒の対象を見ていることを確認し、そのうえで声を出したり笑ったりして感情を共有する。いうまでもなく、この現象は他者との共感の基盤となる行動である。健常児はすでに二ヵ月の段階から、言語と非言語的機械音とを識別していることが確かめられている。さらに母親と乳児とが、まったく意識されずに双方向の働きかけ合いをしていることが、最近の研究で確かめられてきた。自閉症の場合、おそらくこのレベルですでに問題があるものと考えられる。

高機能自閉症の幼児期世界の特徴は、ほぼどの手記にも一貫して脅威的な怖い世界が描かれている。高機能者のなかには、たとえばドナのように現実に虐待を受けているものもいるので注意が必要であるが、明らかに優しい母親に育てられたジェリーの症例においても過敏性に基づく怖い体験が基盤にあるので、間違いないのではないかと思う。ただし、やはり虐待的な生育歴をもつ者のほうが、当然とは言え、この「怖さ」が強く、後年になって過敏性を引きずる程度も強いようである。この過敏性の問題こそ昔から知られていたにもかかわらず、自閉症者の手記が現れて初めて非常に基本的な問題であることが認識されるに至ったものである。

この過敏性の問題は、注意の障害という事実から説明ができる。オルニッツは、自閉症の基本的な障害を選択的注意（directed attention）の障害とした。われわれは通常、脳に流れ込んでくる雑多な情報から必要な情報だけを自動的に選別を行っている。この機能はすでに乳児期前半に機能していることは先にふれた。たとえば講演を聞いた後でそのテープを再生してみたときに驚かれた経験をもつ方もいるのではないかと思う。講演の時にはまったく気づかなかった多くの雑音が拾われているからである。つまりわれわれの認知機能は、このような強い指向性、選択性を自動的にもっている。このフィルターが働かずに、雑多な情報が流れ込むとなると、たとえば母親の声と、周囲の雑音とが等価的に入る状況となる。さらにこのフィルターは、自閉症においては単に働きが悪いだけではなくて、自閉症の幼児の観察からはその機能が常に変動しているようなのだ。遠くのラジオ局にチューニングを合わせている状況を思い浮かべてほしい。雑音が続き、その後急にはっきりとした声が聞こえ、しばらくするとまた雑音にまぎれてしまう。われわれも非常に疲れた時などに、雑音が耳について悩まされることがある。その極端な状況が常在化していると考えるとわかりやすいのではないかと思う。

このような生物学的な基盤は、自閉症とその養育者との間の、先に述べたような体験の共有の基盤に影響を与える。先述のように自閉症の幼児はバイバイをするときに、手の平を自分に向けて行う。他の人がバイバイをする時には、その人の手の平はこちらを向いているのであるから、実はこの模倣は正しい！　問題は、なぜ普通の乳児がバイバイを、手の平を他の人の方向に向けて行うことができるかなのである。これは当然、他者と自分との体験が重なり合うことが体得されているからである。

普通の子どもの場合、さまざまな体験は養育者との一体の体験の中から始まるが、自閉症の場合、このような養育者と波長を合わせて体験を重ねるということが、注意の障害によって非常に困難であるため、この一体化の経験を欠いていて、対人的な交流の中でも、自他の体験が重なり合うことが前提とならない。このうえに言語機能が発展したものが、幼児期の自閉症の特徴的な言語である、オウム返しや人称の逆転、疑問文による要求である。これらは言語を用いているが、バイバイを自分に向けて行うのと同一の構造をもっている。

このような幼児期の初期の体験がもたらすものは何であろうか。タイムスリップのところでふれたが、この構造は主語が欠けていて、対象が主語の位置におかれている。つまりここに見られるのは自己意識の元になるものが不全な状態である。このような構造が何をもたらすのであろうか。私は、認知表象による自己意識の占有という現象と考える。見たもの、聞いたものが、意識になだれ込み、それに占領されてしまった状態である。また自分とその見たものとの心理的な距離がなく、認知したものに自己意識が吸い込まれてしまっているような状態である。

私は、この自己意識の形成不全と、それに伴う、表象との心理的距離の欠如という病理を想定することによって、自閉症の広範な症状を統一的に説明ができるのではないかと考えている。

自閉症の精神病理

まず社会性の障害であるが、最幼児期の自閉症は混沌とした世界の中に生きているので、体験の共有に基づく双方向の交流ができないのは致し方ない。また、この時期に見られる自己刺激行動は、みずから恒常的な刺激を作り出しそれによって他の刺激を排除しているのではないかと考えられ、その後のこだわり行動とは若干意味が異なるのではないかと思う。

三、四歳を過ぎると、母親との関係ができてきてどこかへ行ってしまうことは減るが、この段階ではまだ弱い愛着の段階である。自閉症の子どもたちが母親との接近をするのは小学校年代、とくに小学校中学年以降であると思う。この時期にべたべた甘えるようになり、ここで初めてきちんとした愛着が形成されるようになる。この進展には、一〇歳を過ぎて過敏性や多動性が生物学的に減ってくることが大きな意味をもつのであろう。だがこの時点においても社会的交流は苦手である。これは「心の理論」によっても説明が可能であるが、メタ表象（他の人が何を考えているかを認知する能力）の問題だけでない（「心の理論」については第3章参照）。

たとえば、自閉症の就労者が並列的な仕事ができないことは、「心の理論」からは説明が困難であるが、中根（晃）のいう「視点の変換の困難」として捉えれば容易に理解ができる（就労の問題については第2章参照）。このようなパースペクティブの変換の捉えにくさを見る限り、自閉症が示す読みとり困難な領域は「心の理論」のみではない。メタ表象の把握を含む認知表象から心理的距離をとる能力（見たもの聞いたものを対象化し判断をする働き）全体の障害と考えられ、そうすると「心の理論」の障害は病因というよりも、その一部の結果ということになる。

次に言語障害であるが、自閉症の初期の言語の特徴についてはすでに述べた。自閉症の後年の言語の特徴は、タイムスリップのところで取り上げたように、言語の中の叙述的機能、つまり疑似体験として働く言語機能の不全にある。このために、冗談や比喩の理解が非常に困難となる。このような言葉の働きのためには、言葉の意味から心理的距離をとることが不可欠である。さらに体験が言葉による普遍化がなされず、また言葉の意味性に基づく再構成がなされないまま記憶にしまわれてしまうため、意味のつながりではなく、雰囲気や、感情の手がかりで記憶が再生されるタイムスリップのような現象が生じることになる。要するに、言語機能が意識の中軸として十分に機能をしていないと考えられる。

最後にこだわり行動であるが、心理的距離の不全ということにより、中枢的統合の弱さを説明できるのではないかと考えられる。自閉症の認知は、認知表象に吸い寄せられたような形をとっている。このような認知世界では、概念による普遍化が困難になることは了解ができる。そのために、全体的な認知よりも部分的な構成要素の方が優先されてしまい、一連のこだわり行動を形成することになる。

最初は興味の限局である。これはだいたいわかりやすいものであることが多い。元々わかりやすく作られたロゴマークであったり、数字であったり、また認知のしやすい回転物であったりする。おそらくは、混沌とした世界の中に、島のようにわかるものが点在するといった世界なのであろう。次が順序固執である。これは自閉症の子どもたちが世界の秩序を理解し始めたことを意味する。これも、だいたい同じものが同じ順序で並ぶわかりやすいパターンであることが多い。次に出現するのが強迫的質問癖であるが、これは自閉症の子どもたちが対人的な交流を、彼らなりの方法で生み出している姿に他ならない。そして、その後にファンタジーへの没頭が生じる。ファンタジーは自閉症の子どもたちの精神世界の発達である。いずれにしろ、表象との余裕、あるいは心理的な距離がとれないために、自己意識にさまざまなものが流れ込むような構造を作るのである。

ドナ・ウイリアムズの自伝の末尾に、自閉症の行動に関する非常にわかりにくい解説が載っている。たとえば石を繰り返し落とす行為が、「自由を意味する」というのは、「心の理論」では非常にわかりにくいが、表象との心理的距離の欠如を想定してみるとそれなりに了解ができる。つまり、石に自分の意識が一部乗り移って、石を繰り返し落とす時に石と一緒に落ち、弾み、跳ねるのを経験する……。これを、「自由を意味する」と表現しているのではないだろうか。このような体験世界を想定してみて、初めて了解が可能となるのである。

自閉症の謎と今後の課題

多くの課題が残されているというより、自閉症に関しては、あまりにも不明なことが多い。私は正直なところ、自閉症の謎が自分の生きている間に解明されることはないのではないかと、悲観的になっている状況である。

だが何よりも、早期療育をはじめとして教育の成果もあがってきている（第5章参照）。全員ではないが、大半の自閉症において教育的働きかけが自閉症の病像をかなり変えることは長期転帰研究の結果、一九八〇年代後半になって長期転帰が改善したことからも証明されている。現在、わが国で行われている二歳代からの治療的介入により、さらにワンランク自閉症の病像を改善したと考えられるいくつかの証拠がある。また、自閉症者の自伝によって明らかになったことの一つは、彼らの対人関係のあり方は非常に特殊であるが、その心理的な反応はかなり普通だということである。ドナの自伝に示される彼女の心理的反応は、一般の臨床心理学でほぼすべて説明ができる。同一化も見捨てられ不安も投影もすべて見られるのである。このことは自閉症の異常が、多くの症例においては比較的表層のレベルの問題であることを示唆するのではないかと考えられる。自閉症の後年の症状の一部は、明らかに反応として形成されたものであろう。そして自閉症は生涯にわたる障害であるとしても、その病理は基本的には大多数の症例において、たとえばクリーバー・ビューシー症候群のような社会性をつかさどる脳の中枢の障害が一義的なものではない、ということなのではないだろうか。そして大多数の症例において、自閉症は進行性の病態ではなく、青年期という混乱の時期があるとしても、その成長の過程は、幼児期の障害からの回復過程と考えることができるのではないだろうか。

この問題に関連して、二つの大きな疑問がある。一つは、始語開始ののち言葉が消え気づかされるという経過を示す自閉症、すなわち折れ線型自閉症とは何かということである。折れ線型は自閉症の二〇%から三〇%に達し、重症であるものが多く、器質的な障害を示唆する非特異的所見が示されていた。しかし第5章でくわしく述べるように、早期療育によってかなり病像が変わる。またその目で見てみると、早期の治療的な介入が劇的な成果を上げたという症例報告は折れ線型のものが多いのである。折れ線型とは何か？　病理的な基盤の終焉が少し後年にずれるグループなのであろうか？　このような基本的な問題もまだまったくわかっていないのである。

もう一つは過敏性とは何か、という疑問である。明らかに過敏性は生理学的な基盤があるが、それだけの問題ではない。ドナは人にさわられるとしびれてしまう。だが彼女は普通に服を着ており、羊にさわられてもしびれることはない。つまり生理的基盤に、心理的な問題が掛け算になって、時には非常に複雑な鍵構造を作るのである。ある言葉、ある状況、ある接触が、強烈な不快体験を引き出してきて、それによって現在の体験が飛んでしまう！　自閉症に生じるさまざまな突発的なパニックはしばしばこのような特定の状況が「鍵」となった生理×心理という複合によって生じている。

ただし、このような例をわれわれは心理的外傷体験にも見ることができる。自閉症の病理の構造は外傷体験にとてもよく似ている。これが今のところ、私の自閉症の精神病理に関する一つの結論である。

第2章

自閉症と仕事

自閉症は働けるか

発達障害の療育は、言うまでもなく、発達期を終了してのちの良好な社会的適応を目指して行われる。とくに成人後の自立と就労は、発達障害の療育の最大の目標の一つである。

単純な知的障害では、大部分の青年において、この点は大きな問題とならない。知的障害の八九％はＩＱ五〇以上の軽度遅滞に属する。このレベルでは、普通の労働にはなんら問題はなく、むしろ比較的単純な労働では、健常者よりも知的障害者の継続率がはるかに高いことが知られている。また軽度遅滞では、自立に必要な生活の知識や学力を身につけることはそれほど困難なことではない。発達障害の臨床では、小学校三、四年レベルの学力――四則計算および簡単な分数程度の計算力と、新聞が読める程度の国語力など――があれば自立には困らないと言われている。それだけで十分？　われわれがそれ以上の学力を、毎日の生活で使っているだろうか。精神遅滞の定義はご存じのように、知的なハンディキャップと適応障害の合併である。一般的に、精神遅滞においては、知的な障害よりも適応障害のほうが大きな問題となるのである。

少し脱線するかもしれないが、ここでどうしても余計な一言を述べておきたい。問題なのは、「作られた適応障害」がけっして少なくないことである。軽度の知的障害の児童が、両親の意向により頑として通常学級に通わされることが稀ならず見られる。本人に合わせたカリキュラムを与えていれば義務教育の期間中にきちんとマスターできると思われる程度の学力さえも身につかず、さらにやる気や自信までも失ってしまってという児童・青年に実にしばしば出会う。統合教育の理念そのものは正しいと思うが、実施に当たっては個別的なカリキュラムが保証されていない限り賛成できない。混ぜているだけでは統合教育とは呼べないであろう。現実には、子どもの本当の幸せを考えているのかと、疑問に思えるような例にしばしば出会う。医者の権威で「統合」を強引に主張する者もおり、後の責任をきちんと取ってくれるのかと、心苦しい思いをすることもある。

さて、自閉症の就労への適応はどうかというと、知的障害に比較して非常に難しいということが定説となってきた。カナーが一九四三年に報告した最初の一一人の自閉症者の中で、成人に達して仕事に就いたものは二名のみであった。その後カナーは、九六例中一一例が良好な適応にあることを報告したが、うち就労者は九名であった。その後の長期転帰の研究報告では、わが国の調査をはじめ、就労者はだいたい一割強という数字が示されていた。

たとえば若林（愼一郎）と私が行った、一九八三年までに二〇歳になった愛知県の自閉症一〇一名の調査では、就労者は一三名（一三％）であった。約二〇年前、名古屋市の特殊教育のリーダーであった尊敬するあるベテラン教師が、「知的障害の子たちはちゃんと働けることがわかっていましたから、偏見さえなくなれば大丈夫と心配していませんでした。しかし、自閉症の子たちは、働けるのか本当に心配です」と暗い顔で語られるのを聞き、衝撃を受けたことがあった。

しかしこれらの資料は、自閉症という存在が初めて見いだされ、十全な治療や教育を受けることができなかった、いわば自閉症の第一世代のものであった。前章でふれたように、自閉症に対する考え方は一九六〇年代後半に急転回し、自閉症が情緒的な問題ではなく発達障害に属することが明らかとなり、それに伴って、行動療法的な手技によって社会的スキルを習得させていくという教育が広く実施されるようになった。

この第二世代の自閉症が成人を迎えたのは一九八〇年代後半であり、自閉症の長期転帰は一九八〇年代後半を境に急に改善するのである。たとえば、小林(隆児)らによる一九九〇年の九州および山口地方の調査では、一八歳以上の二〇一人中、良好な転帰は五四例（二六%)、うち就労者は四一例（二一%)であった。他国の報告でも一九八〇年代以後、自閉症への治療や教育がきちんと行われている地域においては、自閉症の就労者は二〇%から三〇%というのがほぼ一致した数字として示されている。

さてわが国では、この第二世代が働き始めた時期に偶然にも一致して、障害者雇用促進法が制定され、当時の好景気の人手不足も重なり、自閉症をはじめ障害者の職場が一挙に広がることとなった。自閉症の就労はかくして、以前のような「かなわぬ夢」ではなくなった。ところが就労者が増えてみると、同時に、就労に関しても自閉症独特の問題があることも明らかとなってきた。序章で紹介したてる君の働くJ塗装を中心に、自閉症の就労をめぐる問題をまとめてみたい。

J塗装に就労した自閉症青年

名古屋市の周辺には中小企業が数多くある。最も多い業種は、やはり自動車関連の下請け企業であるが、これらの少なからずの企業が一九八〇年代後半の人手不足の中で、どうも外国人か障害者かという選択を迫られたようである。その中でJ塗装は、中学校特殊学級を卒業した自閉症青年三人を、はじめて雇用したのであった。十数年前のことである。

この三人、てる君、E君、F君はいずれも、私にとっては自閉症児親の会の活動などを通じてよく知っていた青年である。この三人が就労した後、全員非常によく働いたのである。その結果、J塗装の社長は、自閉症青年はよく働くと考えるようになった。今となってはこれが誤解であったのか正解であったかはよくわからないのであるが。

ともあれ、社長が「知的障害の子はいらない、自閉症なら雇う」と宣言されたので、従業員二五人ぐらいの会社に、あっという間に一〇人近くの自閉症青年が集まることになった。この中でもF君は最もよく働く青年として、当初から高く評価されていた。二年あまりはそのような良好な就労が続いた。F君は知的な能力でいえばIQ五〇台の、簡単な会話が可能な、おとなしい自閉症青年である。

しかし、この最もよく働いていたF君に破綻が生じた。以前から彼には、若干の儀式行為が見られたが、就労後二年を経過する頃から、徐々に儀式が強まるようになった。就労三年目になると、起床から出社に至るまで数時間以上を要するまでにエスカレートした。出勤途中も歩道を数歩、車道を数歩交互に歩き、バスに乗るときにも一連の儀式をしなくては乗車できないために、しばしばバスに乗りそこねるようになり、もともと会社まで近くはないのに加えて、さらに時間がかかるようになった。やがて、ほぼすべての行動に繰り返しが生じるようになり、日常生活全体に支障をきたすようになった。

その当時は、J塗装においても、自閉症青年への対応に苦慮をしていた時期であった。工場長が、これではいけないと保護者会を召集され、そのおりに私も呼ばれて参加した。この時に、てる君やF君の仕事の様子を見せていただいたが、皆黙々というわけにはいかないが、奇声をあげつつも頑張ってよく働いているのに感心した。しかし会社では、毎日のようにトラブルが生じていた。叱られてパニックを起こす青年、パニックの時にスパナを投げる青年、叱られるとそのたびに仕事を中断し、公衆電話からお母さんに「今、叱られました」と報告をする青年など。

工場の監督をつとめる精悍なSさんは、この程度のことでは驚かなかったという。パニックを起こして焼き付け塗装の高熱炉（三〇〇度）に逃げ込みそうになった青年がいた時にはさすがに少し驚いた。Sさんがさらにびびったのは、パニックを起こした時にシンナーを頭からかぶった青年がいたことであった。高熱炉に引火すれば工場が吹っ飛んでしまう！　Sさんの話を聞いていて、こちらも冷や汗が出る思いであった。ただお互いに慣れるにつれ、この種のトラブルは徐々に収まるようになったようである。会社はいったい大丈夫かしらというこちらの心配をよそに、しばらくするとJ塗装が職場を拡張し、新しい工場まで作ったと聞き驚かされた。

しかし、F君の儀式行為は治まらなかった。出勤さえすればよく働いていたのであったが、やがて会社への出勤をはっきりと嫌がるようになった。出勤をしぶるF君に対して、やさしいお母さんが涙ながらに出勤を迫ったところ、F君は生涯で初めて反抗し、お母さんへの激しい暴力が出現した。私はなんとか就労を継続させようと彼を説得し、また儀式行為を治められないかと抗うつ剤の処方（強迫行為に有効な場合がある）を行ったが、さしたる効果は得られなかった。さらに頭痛、腹痛などの身体症状も出現するようになった。

出勤をめぐって戦いの日々が一年間続いた後、ご両親は就労の継続をあきらめ、F君は退職した。退職後、彼は作業所へ通うようになった。儀式行為はその後も続いていて、作業所への通所をときどき嫌がることがある。それでも通所すれば、作業所の中で飛び抜けて一番よく働く青年である。

F君の就労挫折は、私にとって深い衝撃となった。作業能力にはまったく問題がない（むしろ就労者の中でも最も高い評価を受けていた）にもかかわらず、また上司の指示もよく通じて、他の青年に比べてもパニックなど少ないおとなしい青年であったにもかかわらず、仕事が続けられなかったからである。なぜ続かなかったのか、挫折をした要因の分析と対策の検討を、早急に行わなくてはならないことが明らかであった。

ちょうど同じ時期、就労を果たしたものの、挫折をした自閉症青年の相談を受けることも増えてきていた。共同研究者の高橋（脩）氏とともに、就労して挫折した自閉症の症例を持ち寄り、調査を行った。すると実に一三人の青年が就労を果たしたものの挫折をしていたことがわかった。これはわれわれが外来でフォローアップをし、企業就労を果たした自閉症青年の約三分の一であった。そこでこの一三人の青年における就労から挫折に至る経緯をこまかくたどってみた。その結果、挫折に至る道筋をどうやら三つのグループに分けることができた。またそうやって分類してみると臨床的な特徴などもよく似ていることがわかった。とくに、ウィングによる対人関係の類型によって、挫折の生じ方がかなり明確に異なっていることに気づいた。

ウィングの対人関係の三類型

ここで、ウィングによる対人関係の類型についてふれておきたい。自閉症の臨床的な分類としては、高機能（正常知能）、非高機能など知的認知能力によって分けることがよく行われてきた。さらに、わが国を代表する自閉症研究者である太田（昌孝）による太田ステージ分類は、容易かつ簡易化された判定法による認知能力のレベルによって、さらにこまかな分類を行ったものである。

自閉症に限らず、発達障害児の認知能力を見きわめることは、療育では不可欠である。しかし自閉症の場合、中心症状である社会性の障害と認知障害とは、無関係ではないものの同一ではない。このことから、社会性すなわち対人関係の問題を中心に据えて作られたものが、ウィングによる対人関係の類型である。

ウィングは青年期の自閉症を対人関係によって次の三つに分けた。人とのかかわりを避けてしまう「孤立型」、受け身でなら人とかかわることができる「受動型」、積極的に人にかかわるものの彼ら独自の奇異な仕方で接近する「積極奇異型」である。この三類型は大まかに認知能力を反映していて、孤立型が最も低く、積極奇異型に最も高いものが多い。しかし、自閉症には認知の遅れだけでなく、認知の歪みが存在する。知的には非常に高い自閉症者でも、たとえば有名なドナ・ウィリアムスの場合のように過敏性が強く存在することもあるし、またその逆のパターンも見られる。図式的な整理を行えば、孤立型とは、認知の遅れも歪みもともに強く認められる群、受動型とは認知の遅れはあっても歪みが比較的少ない群（歪みがゼロであれば精神遅滞である）、積極奇異型とは認知の遅れは軽微だが歪みが大きな群とまとめることができる。もっとも、たとえば高機能の孤立型なども少数だが存在しないわけではない。

この対人関係による分類は臨床的に非常に使いやすく、学童以上の自閉症ではこの三型に分けることが可能である。重要なことは、この類型の違いにより対応が異なることである。たとえば、受動型は比較的安定していてパニックを起こすことは少ない。もしこの群の児童、青年が突然パニックを生じたときには、身体的不調があるのではないか、また課題に無理があったのではないかと調べてみる必要がある。一方孤立型では、パニックはもともと生じやすい。孤立型においては、パニックへの対応は短期間では困難で、学童期を通して理解できる行動のパターンを増やし、少しずつストレス耐性を引き上げていく必要がある。もっとも、この群は過敏性が必ずあると考えたほうがよく、こちらが気づかないで過敏性に抵触していることが少なくない。積極奇異型の場合は、頻々と躾の悪い子と周囲に誤解される。言葉の話せる子が多く、見ず知らずの人に誕生日を聞いたり、テレビのクイズを尋ねたりするので余計にトラブルが増えることになる。いじめられたり、その結果、被害的になったりといった二次的なトラブルも多い。彼らに「常識は通じない」ということをふまえ、一つ一つルールを教えていく必要がある。

就労挫折のパターン

先述の就労に挫折した一三名の自閉症青年を、われわれは大きく三つのグループに分けてみた。

第一のグループは、良好な就労がしばらく続くが、やがて仕事の負荷に耐えられなくなり、徐々に作業の能率が落ち、心身症や強迫などが出現して挫折をするタイプである。一三名中七名と最も多くの青年に、このようなパターンの挫折が認められた。第二のグループは、しばらくは働いているものの、やがて仕事を休みだし、一度そうなると徹底的に仕事の忌避が生じるようになるタイプである。第三のグループは、正常知能のいわゆる高機能自閉症青年が、普通の高校や大学、専門学校などを卒業し、健常者として就職したものの、要求される仕事のレベルも高く、また仕事以外の多彩な付き合いも要求され、これらに十分に応じることができず挫折をしたというものであった。

第一のグループは、F君がまさにこのタイプであり、良好な作業能力を示す就労から、数年をかけて徐々に行動化や身体化症状が出現し、就労の中断を迎えたものである。このグループに属する青年は、ウィングの対人関係の類型で分けると、すべて受動型であった。つまり、対人関係は受け身であるが拒否的ではなく、知的には中等度の障害を有し、コミュニケーション能力は比較的よく、作業能力も高いことが臨床的特徴としてまとめられた。挫折するきっかけはわからないものもあったが、確認できたものとしては、作業量の増加や作業内容の変化がほとんどであった。つまりこのグループは、比較的良好な作業能力の背後に、過剰適応ともいうべき相当な無理を重ねて就労を続けている状況があることが推測された。

ウィングは、「受動型の場合でも、自閉症独自の困難を持ち合わせていることを忘れてはならない」と述べている。F君のように、この群の自閉症青年は就労の挫折までは、両親に反抗などしたことのない「よい子」であるものがほとんどである。就労場面において無理を重ねていることに周囲が気づかぬままに経過し、無理が限界に達した時に、当人にも自覚されないまま、強迫、身体的不定愁訴、抑うつ、パニック等が頻回に生じるようになり、やがて追いつめられた結果として、出勤の忌避、家庭内暴力、自傷など、一連の行動が生じたと考えられた。

第二のグループは、おそらくは社会的就労の意味がわからないまま仕事に就いてしまったという青年である。こうしたグループの就労の問題は、これまであまり取り上げられたことがなかったのではないかと思われる。作業能力は決して低くなく、また短期間の就労は可能であるが、仕事をなぜ続けることが必要なのか、仕事によって何がもたらされるのかといった基本的な社会的認識ができておらず、数ヵ月していったん仕事に飽きてしまうと執拗に仕事から逃避してしまう。このグループは、対人関係の類型で言えば、積極奇異型によって占められていた。

たとえばG君は、知的には軽度遅滞レベルの発達のよい青年である。G君は中学生の頃からある特技があり、それは改札口をすっと通り抜けるという困った才能である。彼はこの特技を生かした(?)無断外出を繰り返していて、電車と新幹線を乗り継いで終点まで行ってしまったことが何度かある。博多駅から「お宅のお子さん預かっています」と連絡が入って、ご両親はあわてて引き取りに行くのであるが、一日がかりで迎えに行くとなると、その間に問題が曖昧になり、このようなトラブルが何度も生じていた。養護学校高等部になると無断外出は減ったが、怪獣映画や外国映画を好み、寝たふりをして、ご両親が寝るのを待ち、深夜にこっそりと起き出して映画鑑賞をしたりしていた。しかし作業能力は高く、卒業後、塗装会社に就職した。

就労後、しばらくはきちんと仕事もしていた。しかし早くも五月、通勤バスに乗った後で行方不明になり、夜になってから、他家に無断で入り込んで警察に保護された。その後は、月に数回仕事を無断欠勤して、街の徘徊が生じるようになった。夏を過ぎる頃には、はっきりと出勤を嫌がるようになった。そのためにご両親が会社まで送って行ったが、玄関先まで送られ「おはようございます」と会社に出勤し、そのまま別の扉から外へ出て行き、深夜まで街を徘徊するといった状況が毎日続くようになり、退職を余儀なくされた。

このように、忌避のパターンが過剰適応グループにおいてはまず最初に強迫、身体症状、抑うつなど精神身体症状として出現し、その後に行動化が出現するのに対し、このグループでは、無断外出、徘徊、家出とほぼ一貫して逃避行動の形をとっており、あまり悩んだ形跡が見られなかった。就労までの生活歴をみても、まったく問題のないよい子というよりも、社会ルールを無視した突発的な問題行動がしばしば生じていた。

第三のグループは、正常知能の自閉症青年が会社からの要求に応えられず挫折したというものである。正常知能の自閉症者が必ずしも社会的な適応が良好とは限らないことは、これまでにも指摘されてきた。その理由として、知的能力と社会的判断能力とは必ずしも一致しないということがあげられる。またウィング自身も、高機能自閉症を最も対応が困難な自閉症と述べ、その理由として、二次的な情緒的こじれを生じやすいこと、周囲が彼らの障害を過小評価する傾向があること、を指摘した。このような高機能自閉症青年は調査対象のうち三名いたが、対人関係で分けると、うち二名は受動型で、挫折の時の状態は抑うつや身体症状が徐々に出現しており、残る一名は積極奇異型に属する青年で、就労後一ヵ月で退職した後は仕事を拒否して、家庭での蟄居生活を送っていた。つまり挫折のパターンそのものは、対人関係の類型によって前の二つのグループと共通していた。

第三グループの青年たちは、それまでの生活歴を振り返ってみると、もともと対人関係をうまく保つのが苦手で、通常学級に通っていても、学校生活の中では対人関係を極力避けるような生活を送ってきているものが多かった。とくに受動型に属すると思われる高機能青年においては、この傾向が著しかった。

だがこの孤立、対人的逃避がなければ、自閉症の彼らは普通児との共同の生活を送ることができないのではないかとも考えられた。言い換えると、高機能の自閉症児にとって、対人的孤立は集団教育を受けるときに必要な適応形態である。ところが就労と同時に、普通者として仕事の完遂を求められるだけでなく、仕事の中で登場する多彩な対人的な交流を求められるのである。当然ながらこのような要求に対して柔軟に応じることは非常に困難である。このような齟齬は周囲の叱責を呼び、それに対して逃避的になるがゆえに、周囲との軋轢はますます大きくなってゆく、という悪循環が生じる。さらに、そのように追いつめられた状況に至っても、なぜ対人関係の中で混乱するのかみずから理解することはできない。仕事に挫折した青年の中には自責的になり、抑うつ的になったものも見られた。

就労挫折から学ぶこと

この就労挫折の分析から明らかになったことは、まず第一に、F君のような受動型に属する青年がよく働いている状態が、はた目にはわからなくても、かなり無理を重ねている場合が少なくないということであった。この調査した一三人以外の就労自閉症青年の一人に、てんかん発作をもつ自閉症青年がいた。彼の発作は、それほど発作のコントロールが困難なものではなかったのに、仕事に就いてから発作の回数が急増した。驚いて調べてみると、彼が暑い工場の中で水分補給をせずに働いていることがわかった。定時的に水分補給をするようにしてもらったところ発作回数は激減した。つまり、それまで脱水症状を起こしながら働いていたことがわかったのである。

このような生理的な欲求すらも、受動型の青年では配慮が必要な場合があるのである。仕事の手順の急な変更など彼らを著しく混乱させることはできる限り避け、どうしても必要な場合には予告と準備期間を設ける必要があるのは明らかである。

もう一つ注目させられたのが、受動型と積極奇異型の大きな違いについてである。どちらかと言えば積極奇異型のほうに知的な能力の高い者が多いのであるが、仕事の挫折の仕方をみると、受動型では何とか仕事を続けようと頑張り、やがて身体症状や抑うつが生じて仕事を続けられなくなるというパターンであるのに対して、積極奇異型は仕事が嫌になると徹底的に仕事から逃げるようになってしまう。このような傾向は、先に述べたように第三のグループに分類した高機能青年の場合でも、対人関係の類型によってほぼ類似した形の反応が見られていた。

受動型と積極奇異型を分けるものはいったい何であろうか。とくに積極奇異型の適応の悪さは注目に値する。米国ノースキャロライナ州のＴＥＡＣＣＨプログラムをはじめとして、これまで自閉症の系統的な療育方法として開発されてきたものは、いずれも自閉症児をいかに混乱させないで指示を理解させるかなど、ほぼ孤立型に焦点があてられており、積極奇異型を中心に据えた療育プログラムの開発は十分に検討されてこなかった。

われわれの討論の結論は、愛着によって両者を分けることができるのではないかということであった。積極奇異型の場合、先に述べたように過敏性など認知の歪みが見られる児童が多い。また、われわれわれがもう一つ注目したのは、積極奇異型は幼児期、学童期に多動なものが多いことである。情報の処理や注意の持続に生来的な障害があり、過敏性をもち多動で落ち着かないとなると、人との間に安定した情緒的な関係を作ることが困難になることはやむを得ない。自閉症の児童の中でも、とくにそのような児童は愛着の形成が遅れる。その結果、人の期待に添うということや社会ルールの学習が難しく、そのため突発的な問題行動が頻発するようになるのではないだろうか。また作業能力は低くはないが、仕事に継続的に取り組むことは非常に苦手である。

だがこのような問題を抱えていることに対する認識がなされないままに教育を終え、基本的な準備が実は不十分な状況で就労をしてしまったと考えられる。

一方、受動型では過敏性や注意の転導性といった障害が比較的軽微であるので、学童期には愛着が成立され、親や他の人の期待に添おうとする姿勢が見られるようになる。また挫折に対しては、見捨てられ不安が生じ、抑うつ的になったり身体症状が出現するという機序が考えられるのである。そうなると、過敏性や多動傾向をもつ比較的知的に高いグループに対し、どのような対応を行えばよいのかということが大きな課題となってくる。とくに愛着の形成をどうやって援助するかが大きなテーマとなる。

私は、この就労を挫折した自閉症青年の研究をまとめ報告を行った。その後、特殊教育の先生方と定期的に行っている勉強会の席でこの結果を報告したところ、たまたまそこに居合わせていた就労自閉症青年のお母さん（実はてる君のお母さんである）から次のような批判を受けた。

第一に、なぜ就労挫折症例だけ調べるのか。就労継続症例の調査も行う必要があるのではないか。

第二に、会社側もさまざまな工夫をしており言いぶんもあるに違いない、これらの資料をすべて集めるのでなくては、片手落ちではないか、という指摘である。

この批判はまったく正しいものと思われた。ちょうど厚生省から二年間の研究費をもらえることになったので、就労継続をしている自閉症青年および彼らを雇用している企業の調査を引き続き行うことになった。

J塗装への会社訪問

就労自閉症の調査を行うにあたっては、てる君のお母さんに、「あなたのご意見に従って調査をするのだから協力をしてください」と押しつけがましくお願いをして、彼女が副会長をしている自閉症協会愛知県支部「つぼみの会」の協力をとりつけた。われわれが外来でフォローアップを行ってきた就労自閉症青年と、てる君のお母さんにお願いした就労自閉症の方々を合わせ、四三名のデータが集まった。実は当初の目標は五〇名であったが、時代は不況にさしかかっており、就労をするだろうと期待していた青年が就労できずに授産所に行ったというケースが増えるなど、残念な誤算もあり、目標数を下回ってしまった。

もっともこの調査で初めて出会う青年はほとんどいなかった。私は「つぼみの会」の夏のキャンプは二〇年間ほぼ皆勤である。これらの親の会の活動などを通して、幼児期からよく知っている青年ばかりであった。就労状況や現在の状態に関して、かなり詳細な調査票を作成し、ご両親に記入をしてもらった。さらに、その中でもよく知っている青年を選び、会社への訪問をやはりご両親を通して会社に申し込んだ。どの企業も予想以上に快く了承してくれたので、こちらの空いた時間にアポイントをとり、計一一社の訪問を行うことができた。これは私にとってはとても刺激的な、学ぶことの多い調査となった。自閉症の従業員比率が非常に高い例のJ塗装も、当然のことながら訪問企業のリストの真っ先に入っていた。

私は八年ぶりにJ塗装を訪れ、工場長のSさんに再びお会いした。Sさんは髪が白髪まじりになってみえたが、変わらぬ精悍な風貌をしておられた。仕事の様子などを見せていただいた後、質問に答えていただけるということで、私は開口一番、「自閉症は働きますか?」とSさんに尋ねた。するとSさんは一瞬きょとんとし、次の瞬間大声で笑い出した。「先生、今ごろ何を言っているのかね」と彼は笑う。隣で、事務のおばさんも一緒に笑っている。驚いた私にSさんは次のように言った。「先生、五分か一〇分ならわしらでも彼らと同じ量の仕事をできるかもしれない。だが、三〇分は無理です。まして一日など! あの子たちにかなうものは誰もいません」

鍍金の主な仕事は、引っかけはずしと呼ばれる、さまざまな鍍金部品を鍍金の液に付けるための網に、引っかけていき、鍍金が終わればまたはずすという、単純だがスピードが要求される仕事である。自閉症の青年は、この作業をものすごい早さでこなしていくのである。Sさんによれば、この仕事をさせれば、掛け値なしに健常者の二倍だという。次に私は、「どんなタイプの自閉症がよく働きますか」と尋ねた。するとSさんは、「そうだね、パニックのある、障害の重い子がよく働くね」とびっくりすることをまた話された。隣で事務のおばさんも「うん、パニックのある重い子だね」と相槌をうっている。じゃあ、パニックが起きたらどうするのか？　Sさんは、「そこに座っていろ」と命じて逃げるのだそうである。「先生、追いかけてまで来るわけじゃあないもの」とSさんは屈託がない。実際、養護学校高等部で、卒業後は就労対象にならないと進路指導を受けた青年を、J塗装は雇って働かせているのであるという。Sさんはさらに、これまで自閉症青年を働かせてきたコツをいろいろと教えてくれた。

　どうやって残業を納得させるのか？　最初は残業はさせない。徐々に残業をする様子を見せ、いつから残業をするという予定を示す。そのような準備をすれば、ほとんど問題なく残業をしてくれるようになる。

　働く意欲をどのように持たせるか？　給料は現金で支給する。保護者会を繰り返し実施して、給料をもらって来たら、その日のうちにもらったその金を使って、本人が好きなもの、欲しいと思っているものを買いに行ってもらう。あるいは、家族でそのお金を使って遊びに行く。ボーリングでもカラオケでもよい。貯金したりして、もらってきた給料を使わせないのでは、仕事の意欲は出てこない。

　就労継続で難しい時期は？　三年目が一つの山になることが多い。だからこの時期こそ、仕事をする意欲が保たれるように、ちゃんと給料で遊ばせなくてはいけない、などなど。

　いずれも納得のゆく答えであり方針である。Sさんはさらに、「公営住宅が障害者だというだけで貸してくれないのはおかしい」と話す。「きちんと仕事をして給料を稼いでいる青年に、なぜ役所はそんな差別をするのか」と。J塗装にしろSさんにしろ、もともと福祉とは無縁の会社であり人間である。ところが自閉症青年と日常的に接するにつれて、ここまで自閉症者サイドに立った見方をされるようになったのかと、大きな感動を覚えた。パニックのある重い子が働くなど、「ウッソー！」としか思えない内容もあったが、J塗装が発展するのも納得がいく。給料は障害者雇用促進法があるので、当初の三年間は会社負担が半額である。自閉症者がそのうえで二倍働くのであれば、労働効率は四倍なわけで、これなら第二工場もできるわけである。

最初の会社訪問で早くも私は、自閉症の専門家の端くれというアイデンティティーがもろくも崩れ、頭がごちゃごちゃになって帰途についたのである。

いたずらを繰り返すH君

J塗装以外にも、会社訪問を通して愛知県の工業を支える多くの中小企業の経営者や工場長にお目にかかることができた。もちろん、よく働くという評価を受けている青年ばかりではなかった。たとえばH君は、小学生ぐらいの時期から私がときどき相談にのってきた青年である。彼は発達的には比較的よい青年であるのだが、小学校高学年のころからいたずらを繰り返すという問題がみられた。近所の家の玄関前にうんこをしてくるというたわいのないいたずらから、深夜に工場に入って電気のスイッチを全部オンにしておき、会社に出勤した人が電源を入れたとたんに工場が動き出して驚くといった、たちの悪いいたずら、またお店に置いてある機械を勝手にいじってしまうということまで、さまざまな問題行動を繰り返していた。叱られると「ごめんなさい」とあやまるのであるが、またいたずらをする。やさしいお母さんが泣きながら叱ると、本人も泣きながらあやまるが、それでも目の前にいたずらの機会があると、叱られている最中であっても泣き笑いのようなひきつった顔でいたずらを繰り返してしまうのである。

その彼が、車部品の会社に就労したと聞いた。当初はよく勤めていたようであるが、やがていたずらが始まった。私が会社訪問をしたのは、タイミング良く(悪く?)社長さんがその対応に苦慮をされている真っ最中のことであった。社長さんによれば、仕事そのものは的確で早く、また他の人がミスをしたときにも正確にその指摘ができるという。初めのうちは皆から可愛がられていたが、やがていたずらが始まった。出荷のために仕分けられた部品の箱を、すきを見て入れ替えてしまうのである。中身は箱で判別する仕組みになっているから、出荷ができなくなってしまう。叱られても叱られても、このいたずらが繰り返された。ついに従業員の中には、H君が会社にいるなら辞めさせてもらうと言い出す者もあらわれた。社長さんはH君を半日のパートにし、またひとりで、機械なしでもできる内職用の仕事の一部を彼に与え、自宅での内職をさせた。なぜあっさり首を切ってしまわれなかったのか。一つはお母さんの熱意である。お母さんが必死になっているのはよくわかる、と社長さんは言う。給料の日には、涙を流していつも喜ばれる。それから、亡くなった社長のお父さんが、「障害者に親切にするように」と遺言を残していたこともあって、「親父への孝行のつもりで、できるかぎりH君を辞めさせないで頑張りたい」と、温厚な社長さんは淡々と話された。私は思わず頭が下がった。いたずらを減らすための助言をいくつか行ったが、有効ではなかったようで、訪問から一年あまりのち、H君がついに退職をしたと報告を受けた。己れの役立たなさを含めて残念なことであった。

企業訪問でわかったこと

訪問することができたのは、愛知県下一一社の企業である。調査企業を並べて見たところ、どうやら三群に分けられることに気づいた。

まず第一のグループは、障害者の雇用を非常に積極的に行ってきた小企業である。社員の二割から五割以上を障害者が占めており、自閉症の社員比率が五割に達する企業すらあった。四つの企業がこの群に属し、これらの企業では自閉症者の作業能力に対する評価はおおむね高く、ほぼ健常者以上という評価が下されていた。この群のすべてが鍍金塗装企業である。

第二のグループは四社の中小企業で、人手不足のおり試みに一〜二名の障害者を雇ってみたという場合である。その結果はどのような自閉症者が就労したのかによって、何というか「あたりはずれ」があり、雇用した自閉症青年の作業能力を健常者以上という評価を下している企業もあれば、健常者の二割程度という評価のところもみられた。

最後の三社のグループは、社員数の多い余裕のある中企業であり、企業の社会奉仕の一環として障害者を雇用してみたという場合である。障害者雇用促進法による圧力は結構あって、ある程度以上の企業だと、障害者の雇用をまったくしていないと指導を受けたりするのだ。このような企業では、自閉症青年の仕事能力に対する評価はおおむね健常者よりやや劣るというものであった。

これらの企業から聞いた自閉症者に対するプラス・マイナスの評価はしかし、非常に一致していた。

まずプラス面としては、自閉症者の仕事能力を高く評価している企業では、休まず、きちんと、しかも健常者よりよく働き、さらに給料が安いということをあげていた。健常者と同等の作業能力と評価する企業でも同様に、仕事が早く、休まず、きちんと働くという評価がなされているが、健常者以下と評価する企業では、挨拶がよいことがあげられていた。

一方、マイナス面では、自閉症者を高く評価する企業では、仕事の切り替えが困難、自分で判断が下せず指導者が必要、パニックが生じる、独語があるといった項目が並び、とくに一二名の自閉症者をかかえるJ塗装では、先にふれたように三年目前後に危機がくることについて言及していた。同様の内容が、作業能力を低く評価する企業からも提出されており、さらに、失敗を繰り返す、こだわりに基づく問題行動を止めることができない、などの問題があげられていた。普通高校を卒業した高機能自閉症青年が就労した企業が一社あった。この会社は第三のグループに属する会社であったが、その仕事の現場からは、独自に判断を下したり、いくつかの作業を視野に入れて並行して行う類の作業が非常に困難であることが指摘されていた。

これらの問題をどのように克服しているかについて尋ねると、仕事を単純作業に変えて、指導者をつけるということが大半の企業で行われていた。自閉症就労に対する企業側の今後の展望を聞いてみると、当然とはいえ高い評価を下している企業は今後も雇用を計画しており、低い評価の企業では今後は不用という回答であった。

この調査の際に企業側からもいくつかの要望が出された。まず、多くの会社からの、企業と親との仲介者を公的機関から派遣してほしいとの要望である。こうした業務は本来、心身障害者職業センターの仕事にあたるものと思われるが、現在の不況下においてセンターは、企業就労を挫折した青年のリハビリテーションで手一杯で、そこまで手がまわらないのが実状であるようだ。また、J塗装で驚かされた「自閉症は知的障害が重度の者のほうがよく働く」という意見は、他の企業からも聞くこととなった。またパニックのある青年がよく働くという意見も何度か聞き、私は再び頭をひねった。また公的な作業所が多くの税金を使いながら職業訓練という点では成功していないということに対する批判を、多くの企業から聞いた。「その金で工場を作ってくれれば、わしがあの子らを税金を払う方にしてやれるのに」とは、これらの企業の社長さんの共通の意見である。

就労青年の調査

そうこうするうちに、就労青年への調査がすすみ、データが集まってきた。集計をしてみると、四三名中鍍金塗装業が最も多く一五名を占め、ついで自動車部品のライン製造、またその他の製造業、電子光学などの精密機器製造、陶製、縫製などの業種へ就労していることがわかった。なかに少数ながら、銀行員や公務員になった者もいた。愛知県の調査で鍍金塗装業が多いのは、実はJ塗装の成功によるところが大きいのではないかと思われる。つまり自閉症青年とそのご両親や学校、また企業サイド双方にこんな成功例があることが伝わり、トライをしてみようという機運が生じ、就労にこぎつけた者がたくさんあらわれたようである。このような自閉症者の職業選択は、どうやら地域によって違いがあるようだ。ある友人からの情報によれば、たとえば神奈川県ではクリーニング業への就労が多いとのことである。

われわれは、就労青年を四群に分けてみた。問題なく就労を継続している群をA群（一三名）、過去に問題があったが克服した群をB群（六名）、現在もトラブルが続き辛うじて就労が続けられている群をC群（八名）、就労に挫折し退職を余儀なくされた群をD群（一六名）とした。A群、B群に関しては、ほぼ安定した就労と言えるが、C群は不安定な就労状況である。実際に、この調査を行っていた二年弱の間に、なんとC群であった二名が離職を余儀なくされ、D群に移行してしまった。

業種によって離職率には差があり、たとえば鍍金塗装業では八七％が就労継続しているのに対し、機械部品製造業では就労継続者は一四％、縫製業では〇％であった。就労継続者（A、B、C群）二七名の勤務年数は一年目から最長一一年目までで、平均五・五年であったが、D群の就労挫折までの平均勤務年数は一・五年（標準偏差一・三年）かつ最長者が五年目の挫折であったので、おそらく、五年目を過ぎれば挫折する可能性がかなり少なくなるらしいことがわかる。月給は四万円から一八万円（平均一〇万円 ±三・八万円）、平均年収は一三二万円 ±四四・六万円であったが、未成年者と正常知能者をのぞく二九名が月額六万円あまりの障害者年金を受けていた。

この就労状況による四群について、さらに臨床的特徴の比較を行ってみて私はうなった（表1）。知的能力を比較してみると、就労継続者と挫折者の比率が、知的障害が重度では三対一、中等度および軽度では二対一、境界線以上の知能では逆に一対二となった。知能指数は測定の方法や実施された年齢がさまざまであり、また例数が少なく厳密な資料とはいえないが、平均知能を算出してみるとA、B、C群では平均ＩＱ四〇台に対し、C、D群では平均ＩＱ六〇台で、統計学的にも有意差が認めら

表1　就労状況と知的能力

	重度 〜34	中等度 35〜<50	軽度 50〜<70	境界線 70〜<85	正常 85≦	平均
A群	3	8	2			42± 6.5
B群	2	2	2			44±13.6
C群	1	2	2	1	2	68±29.5
D群	2	6	3	1	4	60±27.1

$p < 0.05$

れた。つまり、安定した就労と知的能力とはまったく一致しない、下手をすると逆相関するかもしれないということが示され、Sさんをはじめ、いくつかの工場で聞いた、重い子のほうがよく働くという感想を裏づける結果となった。

ウィングによる対人関係の類型によって分けてみると、就労症例ということもあって、孤立型はみあたらず、全例が受動型もしくは積極奇異型であった。受動型では安定就労と挫折例にほぼ二分されるのに対して、積極奇異型では不安定な就労が目立ち、とくに知的障害のない症例において、安定就労が少ないことが示された。

その他の要因としては、就労挫折群において有意差はないものの、医療機関への通院と向精神薬の服用の割合が多かった。これは仕事の継続が困難になったために過去に通院していたわれわれの医療機関に再び相談に訪れ服薬するようになったという場合が多く、医療機関への通院は挫折の要因というより就労継続困難の結果であるものと思われた。抗てんかん薬の服用、また通勤時間においても各群に有意差は認められなかった。

就労における主たるトラブル状況を調べてみると、問題行動の頻発が最も多く、ついでパニックの頻発であるが、この中にやはり、F君のように、数年の良好な就労の後にパニックを突然頻発させるようになったという症例が少なからず存在した。就労継続者においても数年目に危機があったという症例は、たしかに多く見られ、われわれはこの現象を「三年目危機」と命名したが、ほぼ全例が受動型に属する青年であった。三年目を過ぎて「会社はいつ卒業するのか」とお母さんに尋ねたというエピソードが複数の青年の母親から寄せられた。つまり学校の延長のようにしてこの青年たちは懸命に仕事を頑張ってきたのである。そのほか、仕事を要求される水準までこなせない、仕事の忌避、対人関係の問題などが見られた。予想外であったのは、正常知能の青年における挫折の経過をこまかにたどってみると、対人関係の問題は決して軽い要因ではないが、それと同等かそれ以上に、仕事の能力そのものの問題がむしろ大きな要因となっていたことであった。ＩＱ八五以上の正常知能者六名中五名までが仕事の能力の問題を指摘されており、さらに高校、大学といった高等教育において良好な成績を修めていた高機能者でも、自分で判断が下せない、金額の桁間違いをする（四十万円を四千万円と書いた！）、同じ過ちを繰り返すなど、仕事遂行上の問題が多発していた。

このようなトラブルの際の相談相手としては、主治医が二〇名と最も多かった。また八名の就労継続者は会社の上司をあげたが、Ｊ塗装などいくつかの企業に集中しており、これらの会社では上司が常時家族の相談相手を勧めてきたことが就労青年サイドの調査からも明らかになった。なお、就労継続例二七名の両親に、会社への不満の有無を尋ねたところ、不満があると答えたものは三名のみであり、二四名（八九％）の親は、仕事に行けているだけで本当にありがたく「不満なし」という回答であった。

一方、就労に挫折した一六名のうち、その後再就労し現在働き続けているものは現時点で五例に過ぎず、企業就労への再挑戦は決して容易でないこともうかがえた。

自閉症と仕事の特徴との関連

こうして二つの調査を並行してまとめてみて、自閉症者は職種を選べば普通者と同等かそれ以上によく働けることが今や明らかとなった。従来から精神遅滞者に関しては、離職率を比較したとき、健常者よりも良好なことがことが知られていた。アメリカ合衆国の資料においても、非熟練職に従事する健常者の離職率は七ヵ月で七三%に達するのに対し、ブリキーらの研究では、精神遅滞者において一般企業就労で二年後で四〇%、五年後で六六%の離職率という数字が示されている。わが国の資料としては労働省の一九九二年の報告中、中卒健常者の離職率は一年後に四二%、三年後に六六%に達し、高卒者でも三年後に四七%に達する。精神遅滞者の資料として最も新しいものとしては、平沼による愛知県のM精薄養護学校高等部を卒業した、主として精神遅滞者を調査したものがあり、最近六年間の離職率は一九%であった。今回の調査では平均六年目を迎える自閉症就労継続者において、離職率は四三名中一六名、三七%であり、平沼の結果には劣るものの、アメリカの精神遅滞者やわが国の健常者に比較しても遜色はない。

しかし自閉症独自の要素があることも今や明らかとなった。第一に、知的能力と安定した就労が反対の相関を示すという問題である。その理由を考えてみると、判断や多岐にわたる仕事は高機能者にも著しく困難であり、最もよく自閉症青年がその特性を生かせる仕事とは、作業の過程が直線的な仕事であること、またそのような仕事に関してはむしろ知的能力が中等度のグループのほうが適していることがあげられる。J塗装をはじめ、愛知県下において、このような自閉症独自の傾向を最大限に引き出すことに成功している企業がすでに存在するのである。近年の不況は、障害者の職場を一挙にせばめる結果となっているが、そのなかでも自閉症者を活用し、企業としても成功している会社があることに注目してほしい。

しかしそれでもなお、自閉症者はなぜ、多岐にわたるいわば並列的な作業が不得手なのであろうか。これまでの自閉症論で説明するとなると、時間的な見通しを立てることの困難さという自閉症独自の問題を反映していると考えられ、中根(晃)のいう「視点の変換の困難」として捉えることが可能である。しかし一方、この特性から直列的作業における高い仕事能力を説明することは困難である。

英国の自閉症研究者フリスは、自閉症の常同的固執行動を、個々の感覚的入力が統合されずに断片化されたままであるため、中枢からの停止のフィードバックが生じないことが、細部への限りない固執と常同行動の持続をもたらすと説明した。この仮説を援用すれば、直列的な作業の優秀さを説明ができないことはない。また中枢の統合する能力が低いほうが、細部にこだわる傾向が高くなるため、固執傾向は強くなり、当然パニックを多発させる知的障害の程度は重度のタイプの自閉症児になりやすいであろうことが予想される。そうしてみるとパニックのある、重度の自閉症者のほうが「よい労働者」になるということも説明が可能ではある。しかし自己刺激行動の反復ではなく、多種多様な鍍金部品を引っかけ、はずしてゆく目的的作業における優れた能力を、行為の反復に対して中枢からの停止が生じないという前記の論で説明を行うのはあまりに苦しい(私自身の自閉症の病理仮説については前章に述べた）。

第二には、受動型に比し、積極奇異型において安定就労が著しく困難であることがあらためて示されたが、知的障害を伴わない自閉症青年の就労がここまで難しいとは驚き以外の何物でもなかった。知的障害を伴う受動型の自閉症青年にも三年目危機などの問題があり、継続的な配慮や援助が必要であることは疑いないものの、問題はむしろ正常知能自閉症であり、とくに積極奇異型である。こうなると自閉症における知的能力とはいったい何だろうかと考え直す必要が生じてくる。おそらく、知的障害と同じ認知検査を用いること自体がそもそも問題なのだ。自閉症の場合、認知の構造そのものが、たぶん相当に異なっているからである。また高機能自閉症青年を生かすことができる職種として、どのようなものがあるのかという検討が急務であることは明らかである。

さらに、どのような要因が受動型と積極奇異型を分けるのかという問題が、今後の療育の大きな課題になるものと思われる。ここで愛着の発達という問題が浮上してくる。愛着の発達の有無が、受動型と積極奇異型を分ける要因の一つと考えられるからである。自閉症の愛着を検討するということは、自閉症を心因論によって考えるということではない。自閉症における器質的な基盤をふまえたとしても、療育の立場から自閉症者を全人格的に捉えた時に必要とされてくる視点である。

仕事をめぐる研究を通してわかったこと

この研究を通じ、私は、幼児期からその成長を家族とともに見守ってきた何人かの自閉症青年の方々について、かねてから念願であった職場訪問が実現し、会社の上司にお会いして、彼らが働く様子をも見ることができた。Ｉ君は一歳台で自閉症と診断され、その後外来でフォローアップを続けてきた青年である。これまでにさまざまなエピソードがあったが、もの静かな好青年に成長した。どうでもよいことであるが、彼のご両親は美男美女のカップルで、彼もきりりとした「いい男」である。彼はお盆休みに外来を訪れた時に、仕事の過程やさまざまな工場の製品を精密な絵に描いて持ってきてくれていた。実際に職場を訪ねてみると、彼の絵が非常に正確に描かれていることにあらためて驚かされた。私を認めると彼は笑顔を見せ「先生、働いています」と、短くも誇らしげに言った。この瞬間に、私はひっかかっていた一つの疑問が氷解していくのを感じた。それは、自閉症青年がそのさまざまなハンディキャップを克服してまで就労することは必要なことなのか、という疑問である。Ｉ君の言葉には誇りがあふれており、自閉症青年にとっても、仕事をすることは、当然とはいえ何にもかえがたい大事なことなのだとあらためて実感したのである。

一方、われわれは大きな宿題を与えられることにもなった。とくに高機能自閉症青年の不成績に対しては、強い危機を覚えた。なぜなら、早期療育の成果として、知的な障害をもたない自閉症児の割合が私がフォローアップを行っている方の中でも、だんだん増えてきたからである。このグループに対して、どのような対応を行っていけばよいのか。この問題への具体策は次章で述べることにする。

第3章

アスペの会

――高機能広汎性発達障害の諸問題――

受診ラッシュ

一九九一年当時、大学病院に勤務していた私は、ある日のこと地域の新聞記者の訪問を受けた。学習障害について取材をしているとのことであった。学習障害はその定義の曖昧さのために、概念をめぐる混乱が著しく、「頭痛の種」というところがあった。私は、学習障害をめぐる概念の曖昧さを強調し、くれぐれも慎重に記事を書いてほしいとお願いした。その方は、社会文化面の記者としては有名な方のようで、一般向けの紹介としては、それなりに正確かつ誠実な記事を書いていただいたと信じている。しかし、不可避的に学習障害をめぐる曖昧さを残すことにもなり、そのまま私の写真入りの記事となって新聞に掲載された。すると、新聞が出たその日から、大学には「うちの子は学習障害ではないか」というご両親からの診察の申し込みが殺到した。

私の働いていた大学病院の精神科児童外来の新患数は、だいたい年間二〇〇人から三〇〇人程度である。そこに一週間で一〇〇人を越える診察申し込みがあった！　その日のうちに、別枠で新患の受け付けを行うことが必要となった。それから八ヵ月あまり、正規の外来の時間はもちろんのこと、すべての隙間時間を使って予約患者の診察をすることになった。結局、計一二八名の「学習障害ではないか」というお子さんの診察と診断を、一年弱の短期間に集中して体験することになった。

実際に診察をしてみると、予想通り、最も多かったのは知的障害で、一二八名中四〇名であった。次いで自閉症とその近縁のグループが二九名であり、実際の学習障害はというと、正常知能のものに限定すると一〇名、境界線知能のものまで含めても二二名であった。ふだんも目を吊り上げ走り回っている多忙な中で、隙間時間をすべて取られ、私は何度も溜息をついた。このような受診ラッシュを何度か経験しているが、マスコミの威力は本当にすさまじい。しかしながら、これまで比較的重い発達障害を中心に臨床を行ってきたものとしては、一度に大量の軽症の発達障害を診察する機会が与えられ、たいへん勉強になったことも確かである。

当初の予想通り学習障害はそれほど多くはなかったが、こうして二〇名あまりが集まったので、治療教育的な援助ができないものかと、同じ大学の教育学部にお願いして、学習障害のための会を開催してもらった。この会は学習障害（leaning disability: LD）からエルデの会と命名された。

さらにここで、もう一つの対応が必要なグループが浮上した。それがアスペルガー症候群である。

アスペルガー症候群とは

アスペルガー症候群についてまず最初に、説明をしておきたい。ハンス・アスペルガーはオーストリアの小児科医である。彼はカナーが自閉症の最初の報告を行った論文の出版された翌年、一九四四年に、よく類似した一群の児童について偶然にもまったく同じ「自閉」という用語を用いてまったく独立に報告を行った。それが、子どもの「自閉性精神病質」の報告である。余談であるが、自閉とは本来は分裂病の一症状の呼称である。分裂病患者において、外界が現実的な意味を失い、現実との生き生きとした接触が失われた状態（ミンコフスキー）をいう。

カナーもアスペルガーも、自分が見出した子どもたちを表すのに、この自閉という用語を用いたのであるが、カナーは分裂病との関連を念頭に、アスペルガーは性格障害である分裂気質との関連を念頭に、それぞれこの用語を用いたのであると思われる。ちなみに、この自閉症というやや文学的な響きをもつ用語は、今日に至るまで自閉症への誤解の一つの要因となったのではないかと思われる。カナーとアスペルガーの著作をいま読み返してみると、両者は多くの共通の問題に注目しているが、片方のみが注目したものもある。たとえば、カナーは言語障害に注目し、反響言語、人称の逆転などを最初に記載し、アスペルガーは造語や大人のような言葉づかいを記載しているなど。

しかし、このアスペルガーの報告は、ヨーロッパの一部とわが国を除き（なぜかというとそれぞれの国にお弟子さんがいたからなのであるが）、しばらくの間、忘れられていた。カナーの業績の方が広く受け入れられたのは、何よりもその完璧な記述のためであると思われる。アスペルガー自身はウィーン大学の小児科学教授として二〇年間、障害児を中心とした臨床活動を続けた。またその間に名著として知られる『治療教育学』を刊行した。彼が亡くなったのは一九八〇年のことである。

アスペルガーの報告を再びよみがえらせたのは、英国の自閉症研究者ウィングである。彼女は自閉症の疫学的調査を行う過程で、自閉症の診断基準を部分的に満たす児童が、厳密な自閉症の数倍もいることを見出した。とくにその中でも言語障害の非常に軽微なグループが、自閉症類似の一つの症候群を形成すること、またこのグループの特徴がかつてアスペルガーが記述したグループと一致することに気づいた。ウィングの「アスペルガー症候群―臨床的記述」と題された論文が出版されたのは、アスペルガーが亡くなった直後の一九八一年のことである。

この論文は大きな反響を呼んだ。自閉症研究の進展の中で、一九八〇年代になると自閉症にはいわば「親戚」がたくさんいることがはっきりしてきた。これらの自閉症の「伯父さん」や「いとこ」たちは、まとめて広汎性発達障害と呼ばれるが、自閉症以外のこのグループの戸籍調べが行われた結果、一九九〇年代に作られた最も新しい診断基準においては、レット症候群、崩壊性障害などいくつかの広汎性発達障害が分類された。この中でもアスペルガー症候群は最大のグループであり、生まれも育ちも自閉症の「兄弟」に当たるといえよう。

アスペルガー症候群とは、簡単に言えば、「自閉症マイナス言語障害」である。自閉症は第1章で説明したように、社会性の障害と、コミュニケーションの障害と、想像力の障害およびそれに基づく行動の障害の三つを基本症状とする。このうちコミュニケーションの障害の部分が軽微である（ただしまったくないわけではない）のがアスペルガー症候群である。言語発達の遅れは少なく、知的には正常であるものが多い。しかし自閉症と同様の社会性の障害を生まれつきもっていて、また興味の著しい偏りやファンタジーへの没頭があり、時には儀式行為をもつ者もある。また非常に不器用な者が多いことも特徴の一つとされる。

ここで比較的曖昧な言い方を繰り返しているのは、発達障害は加齢によって、また療育によって大きく変化するからである。発達障害の外来で子どもたちをフォローアップしてゆくと、三歳台で自閉症の診断基準を完全に満たし、その後、言葉が伸びて六歳時点では自閉症の基準を満たさなくなり、アスペルガー症候群の基準を満たすようになるという児童は、決して稀ではない。このような発達による診断の変化をどのように扱うかについては、実は専門家の間でも見解が分かれている。私自身は一度でも自閉症の基準を満たすと言うことは、それなりの意味があるのではないかと考えるので、基準を満たさなくなった場合は自閉症残遺型とし括弧をつけて現診断を付記しておくのがよいのではないかと考えているが、確信があるわけではない。

ともあれ、最近の療育の進歩によって自閉症全体の軽症化が進み、前述のような症例の割合がだんだんと増えてきた。アスペルガー症候群が自閉症の兄弟と位置づけられるのはこのような移行があるからである。私は以前、元自閉症のアスペルガー症候群と、元からのアスペルガー症候群との間に差があるのか否かについて調査をしてみたことがあるが、問題行動のあり方に関しては両者に差は認められなかった。

アスペルガー症候群の独自のトラブル

知的な障害がなく、言語障害が軽微であるならば、社会的な適応はきっと良好であろうと考えるのは自然である。ところがこのグループは、独特の問題を多発させるのである。とくに青年期に至ってからはじめて相談に訪れたケースが大変なことが多い。

一つの理由は、彼らの高い知的能力や言語機能のために、生来のハンディキャップをもつという事実がなかなか理解されにくい。頻々と別の診断名を付けられたり、時には単なる躾の悪い子とみなされることもある。

たとえば、ＩＱ一三〇を超えるＪ君である。彼は小学校低学年時、学校でしばしばパニックを起こしていた。課題に全部ハナマルがほしいと泣きわめく。ハナマルがほしいのなら努力をするのか。努力はいやだ、ハナマルはほしい、というのである。それに加えて、好きではない授業の時には、机の上に別のノートを広げて一人で好きな絵をかいているか、教室を出て校庭の池のところで遊んでいる。その癖にテストをするとまあまあの成績を取るので、先生は首をひねってしまう。ここまでならまだ良いのだが、「子どもの気持ちをわからない先生は駄目だと新聞に載っていました。僕がハナマルをほしいのに先生はわかってくれない」などと（小学校三年生が！）先生に面と向かって言ってしまうので、よけいに疎んじられるのである。

こうした集団行動の問題は、当然のことながら周囲の反発を買い、激しいいじめを受けることが多い。洋の東西を問わず、アスペルガー症候群の子どもたちの学校生活には、いじめがつきまとっている。

対人関係でも、社会性を欠く行動のためにトラブルが多発する。第1章で取り上げたA君は、友だちになりたいと、同級生の好きな女の子のスカートめくりを繰り返して嫌われていた。ドナ・ウイリアムズの自伝の中で、彼女が小学校低学年にトリッシュという女の子と友だちになりたくて、彼女の悪口を言いまくったというエピソードがあるが、自閉症症候群の行動はどの国でも本当に同じである。A君はまた、そんな中で学級委員に立候補して、開けてみたら自分が入れた一票しかないので、「なぜ僕に入れないんだ」とパニックになったことがある。彼も成績はたいへん良く、知的には高いので、社会性のハンディキャップをもつことがよけい理解されにくいのである。

アスペルガー症候群の自己同一性の障害

さらに青年期になると激しい自己同一性の障害を引き起こすことが稀ではない。これがまた非常に独特なスタイルのトラブルを引き起こすのである。

Kちゃんは知能検査では約一〇〇を示す、発達のよい児童である。小学校は特殊学級に通ったが、五年生、六年生はほとんど通常学級のなかで過ごしていた。あとから考えると、この間の健常児との活発な交流が、Kちゃんの自己イメージを混乱させたようである。中学校は将来を考えて養護学校に進学したが、小学校の終わりごろから、Kちゃんは理不尽なことをしきりに言って、家族を悩ませるようになった。

いわく、「私は名前が悪い。名前の画数も悪い。誕生日も悪い。なぜお母さんは一〇月三〇日に私を生んだ。名前だって、さとみもゆかもせいこもあるのに、なぜこんな変な名前にしたの？」。こうして母親を責め続け、それは時には深夜に及ぶ。「あなたはこの日に生まれたのだから仕方ないの」と母親が説得しても納得しない。知らない人には平気で、「みかです。五月一日生まれです」などと嘘の名前や誕生日を告げたりする。ある秋の日、学校で習った秋の唄を歌っていて、彼女は女の子らしく「秋って寂しいね」としんみりするうちはよいのだが、突然、わーっと泣きだし「なぜ私は寂しい秋に生まれたんだ」とまたパニックになる。

また、Kちゃんはたまたま虫歯が一本もなかったのだが、「日本人には平均三本虫歯がある。八本もあるのは嫌だけれど、自分に一本もないのはおかしい」と、歯科検診のたびに言い、また「治療通知を先生がくれない。私に意地悪をしている」と歯科の外来の前でパニックになってしまう。さらに、「私に虫歯の治療を受けさせろ」と母親に食い下がり、これまた深夜に至る。

また、たまたま彼女の視力はよかったのであるが、クラスの女の子がたまたま全員メガネをかけていたところ、「日本人の中学生の八割はメガネをかけている。私も目が悪いはずだ」と言い出した。学校の検診では「何も見えません」などと嘘を言う。「メガネをかけさせろ」と食い下がってこれまた深夜に。「いい加減にしなさい」と父親から叱責されれば、「叱られたあ」と泣きわめき、家族全体が睡眠不足をきたすような状態となる。

次のようなエピソードもある。Kちゃんは、お母さんのお手伝いをよくしていたが、たまたま料理を手伝ってタマネギを刻んでいたが涙が出なかった。するとKちゃんは「タマネギを切っているのに涙が出ない、私はおかしい」と興奮し、包丁を振りまわして暴れだし、あわててお母さんは手伝いを止めさせた。養護学校の中では優等生であることもあって、徐々に落ちつきを取り戻していったが、しばらく「私は私のことがちっともわからない」と口癖のように言っていた。

もちろんであるが、このようなトラブルは女性に限らない。L君の場合を紹介したい。

L君は真面目な高校生であったが、学校の友人との関係がうまく行かず、不登校になっていた。彼には言葉の遅れはなく、また幼児期に目が合わないことはなかったという。しかし母親がいてもいなくても平気で、一方通行のことが多く、気持ちが通じにくかったとお母さんは言われる。服にこだわりがあり、いつも同じ物を着たがった。また一日のスケジュールを決めて生活をしていた。友人は少なかったが、成績はとてもよく、青年期まで大きな問題はなかったという。中学二年生のころから友人との関係をしきりに気にするようになり、このころから「質素な生活をしろ」と家族に言い出した。「昭和三〇年代の生活をしないと自分は偉くなれない」というのである。高校へ入学したが、学校から帰ると、「なぜもったいないことをした」「昔に返せ」と毎日一時間ぐらいすったもんだのトラブルとなってしまう。「テレビを見ている親では勉強ができない」とテレビ、新聞、会話、漫画、ニュースを怒り出す。その後不登校になってしまったが、私が初めて相談を受けたのはこの頃である。

話をうかがってみてわかったのは、次のような事情である。彼は自分が友人からバカにされているので、偉くなりたいと強く思うようになった。そこで彼は、偉人伝を読んでみた。その結果、共通項があることがわかった。偉人は皆、幼い頃貧しかった！ そこで自分も偉くなるためには、昭和三〇年代の生活をしなければ、と一念発起したのである。

L君は非常に的確に、自分のことを述べていた。「僕は常識を身につけようとして、常識が身につかないことが常識となり非常識になってしまいました」という。こんなエピソードもある。ある日、外来でどうも彼がやせたように思えたので、「やせたんじゃない？」と聞くと、「はい。今ダイエットしています。四五kgが目標です。女性になります」という。「なぜ？」「ラジオで言っていました。男は強く見えるけれどもろい。ぽきんと折れてしまう。女は弱く見えるけど強い。しなやかで粘り強い。こつこつとできる。だから僕も、女性のねばり強い特性を身につけます」「あなたは男でしょう」「このころは女になれます」「女性でもこつこつやらない人はいるでしょう。」「そんなことはありません。もしそうなら、なぜラジオで純真な青年を惑わせるようなことを言うのですか」という。また、高校の教科書「現代を生きる倫理」を持ってきて、「釈迦は八正道を唱えました。でもそれはどうも理想で、必ずしもできません。読むとその通りのことをしたくなってしまいます。できないことを、なぜ大人は印刷して出版するのでしょう。僕たちは混乱するばかりです」と訴えたこともあった。

その後も彼はバイト生活をしたり、若者のデイケアに通ったりしているが、彼の高い知的能力と真面目な性格を発揮できる仕事にはまだ巡り会っていない。

なぜこのようなトラブルが生じるのであろうか。Kちゃんや L君など、知的能力の高い彼らは、青年期に至り友人との交流を通して、自分の特殊性を自覚するようになる。また後述する「心の理論」(他者の意図や信念を把握する能力)も備わってくる。その結果、自分がどうも高く評価されていないことや、よくいじめられていることにも気づくようになる。彼らは必死で考え、そうだ名前だ(そうだ昭和三〇年代の生活だ)といった彼らなりの結論を出したのではないかと考えられる。知的レベルが高いだけに、この自己同一性の障害は根が深く、抑うつ的になったり被害的になったり、またL君のような性同一性の障害に発展することも稀ではない。また問題なのは、彼らのこのような悩みがなかなか周囲に理解されないことである。

別の高校生の青年は、陸上の長距離は得意だが短距離は不得手であることをとても悩んでいて、「短距離が苦手なことを考えると、苦しくなって死にたくなってしまう」とまで私に訴えた。お母さんはもっともな対応ではあるのであるが、「短距離が早くなりたいなら、走ってらっしゃい」と言ってしまわれる。だが、問題は明らかに別のところにあるのである。彼もまた、自分の特殊性を深く悩み、その結果「短距離だ」と結論を出したのであろう。

さらに、第2章で述べたように、社会へ出て後の適応ということに関しては、その知的能力を考えたときに、決して良好とは言いがたい。このように、アスペルガー症候群はどの年齢をとっても、それなりにいろいろな問題があり、正直なところ臨床では対応に苦慮していたのである。

第一回アスペの会

本章冒頭の、学習障害の疑いの受診ラッシュの後で、二〇名以上のアスペルガー症候群が集まり、私が頭を抱えた理由がおわかりいただけるだろう。とても外来の個別対応だけでは、その活発なトラブルに追いつけないのだ。エルデの会を中心になって組織してくれた、当時大学院博士課程に在籍していた辻井（正次）氏に、「アスペルガーの会も作ってくれませんか」とお願いしたところ、彼は快諾してくれ、何やらばたばたと動きまわって、第一回目のアスペの会（アスペルガーにちなんでアスペと命名された）が開かれた。一九九二年のことである。最初の参加者は、小学生が中心で一一人ほどであった。

この会は、すでにエルデの会でワーカーをしていて、アスペの会にも参加してくれた教育学部の学生さんたちに、正直なところショックを与えたようであった。「エルデ（学習障害）とアスペ（アスペルガー症候群）が違うとは、頭ではわかっていたがこれほどまで違うグループとは」とは、当時参加された大学院生の言葉である。まず第一に、グループで動くことができない。指示が通らない。皆が皆、勝手な個別の行動をする。強く言うと「あのおじさん俺に逆らっている」とパニックになる子もいる。寝ている子もいるし、探索に出かけてしまって行方不明の子もいる。ただ、勉強の時間になると比較的よく取り組めて、エルデとの違いを浮き立たせた。自閉症研究で知られる教育学部のK先生が特別にお母さん方にご講演をしてくださったので、有名な先生のお話が聞けたとお母さん方には好評であったが、子どもの相手をした学生は疲労困憊したようであった。この子たちを一緒に集めて活動をすることにいったい意味があるのか、という、こちらがギクッとするような本質的な質問まで出てきたと後で漏れ聞いた。

ところが驚いたことに、後に外来でこのアスペの会の感想を聞くと、お母さん方だけではなく、子どもたちにも非常に好評であった。皆一様に「楽しかった、また行きたい」と言ったのである。おそらくは、このようなささやかな会ですら、縛られず苦痛でなく参加するという機会があまりにも乏しかったからなのではないだろうか。何とか続けていただけないかと辻井氏に押しつけ、エルデの会とアスペの会は並行して年に何度か開かれることになった。

ここで、行きがかり上、アスペ（アスペルガー症候群）とエルデ（学習障害）との違いについて、最低限のことのみふれておく。アルペルガー症候群とは、先にも述べたように、自閉症と同じ社会性の障害を持つ、自閉症症候群（広汎性発達障害）の一つである。それに対し、学習障害とは、本来は知的能力と学業成績との解離がみられる発達障害の一群である。学習障害は、厳密に医学的な診断を下した場合には、さきの学習障害外来ラッシュの結果に示されるように、それほど多いものではない。従来、この両者が共に見られる場合は広汎性発達障害の方が優先診断とされてきた。なぜなら、より重篤な問題となることが多いからである。しかし最も新しい診断基準では、両者の併記をするようになっている。付言すれば、辻井氏らの詳細な検討によって、同じ学習の問題といっても、アスペルガー症候群と学習障害では、その内容は異なることが示されている。

ところが最近、学習障害の概念は、ちょうど以前の情緒障害のように、広範な児童を含む教育用語として用いられるようになってきた。教育の立場から言う学習障害とは、個別の指導を必要とする児童の総称である。そうなると、知的障害も、自閉症症候群も、多動症候群も、すべて学習障害に含まれることになる。とくに非言語的学習障害と言われる児童の相当数は、実はアスペルガー症候群である。余談であるが、地域の学習障害児親の会などに招かれてお話に行くと、質疑応答の時間に真っ先に「うちの子は学習障害だけど学習に問題はありません」という質問が必ず出る。じゃあ何が問題なのか。「授業中に先生の指示に従えません」。要するにアスペルガー症候群のお子さんなのである。

アスペの会の拡大

さて、このように最初は細々と始まったアスペの会であったが、参加者は年々増えて行った。これを他人事のように言うことは許されない。会員の最大の供給源は私の外来であるのだから。愛知県下では、ほぼどの地域も一歳六ヵ月児健診を中核とした早期療育システムが作られており、おそらくそのために、自閉症全体の軽症化が認められるようになった。幼児期に明確な自閉症の診断が下された児童でも、就学健診の頃までに言葉が伸びて、通常学級に進むという児童の割合が多くなった。その子たちはもちろん、健常児になったというわけではなく、先述のトラブルを生じる児童が少なくないのであるが、ともあれ高機能児と呼ばれる知的な障害を示さない児童の割合が年々増えてきたのである。この子たちが皆、アスペの会の会員候補になる。

それだけではなく、中京地区で障害児の外来を持ってみえるさまざまな専門家から、口コミで一人二人とアスペの会への紹介があるようになった。とくに、辻井氏が大学院を修了され、聖徳学園岐阜教育大学に移り、それにあわせて、エルデの会、アスペの会の会場も岐阜教育大学へ移った頃から、会員数は雪だるま式に増えていった。要するに、皆がアスペルガー症候群への対応に苦慮していたのである。

また私自身は、この会の必要性を別の視点から再認識することになった。言うまでもなく、第2章の就労研究の調査の結果、知的に高いグループの就労の状況が決して楽観できないことが示されたからである。社会に出てからの挫折を軽減するためには、どうやら対等の対人関係の経験を、学童期から積み重ねることが必要と思われる。アスペの会は、まさにその交流の場として機能することが可能である。

しかし私は当初、気楽に考えていた。辻井氏も「一〇〇人までは大丈夫です。まさか一〇〇人を越えることなど当分の間はないでしょう」と鷹揚に構えていた。ところが、会員が増え続けた結果、本気で人数の心配をしなくてはならなくなってきた。そしてとうとう一九九八年になって登録会員は一〇〇名を突破してしまった。アスペの会の当日は、だいたい六〇人以上のアスペの子どもたちが集まって、一日中遊んだり、ゲームをしたり、パニックを起こしたりしてにぎやかに過ごすのであるが、アスペの子がこんなにたくさんいるということに、われわれは本当に驚かされたのである。こうやってたくさんのアスペの子たちを集めてみて、われわれはまたいろいろなことを学ぶことになった。

アスペの会の運営

辻井氏と私は頭を抱えることとなった。第一に会の運営である。辻井氏はこの会を授業の一環として行うというウルトラCを考え出した。大学で開催することのメリットは相互にたくさんある。大学の施設を活用できるし、授業を選択した学生がそのままワーカーとして活躍してくれる。大学の数多い教室を使って多彩な活動が展開できる。だが何よりも、子どもたちに接する学生自身にも、大きなメリットとなる。

アスペの会に集う子どもたちとの付き合いには専門的知識とこまやかな配慮が要求され、接し方によって子どものあり方は大きく変わる。また学習に困難を抱えるものも少なくない。辻井氏の大学の学生たちは教員を目指す青年たちである。私も現在教員養成系の大学に勤務しているが、教育という実学において大学教育の中心は講義であり、どうしても「畳の上の水練」的な要素がある。その一方で、自ら求めない限り、実地に子どもと接する機会は教育実習まできわめて乏しい。その教育実習も、附属校というエリートを揃えた特殊な学校を場にして行われるのが普通である。つまりそこはどんな教育を行っても生徒が勝手に成果を出してしまう学校である。このような言い方は、通常教育に従事されている先生方から反発があるにちがいないが、少数の問題児にどのようにきちんと対応できるかという点に教師の力量が問われることは認めていただけるのではないかと思う。

アスペの会に集うアスペルガー症候群の子どもたちはそれぞれ「あっぱれな問題児」である。学生たちは会への参加を通して、アスペの子どもの手強さと不思議さ、そして子どもとかかわることの魅力を実地に学べるのである。またアスペの子どもたちのための教材の作成や、個別学習指導を行い、さらに、症例研究などにも取り組むことが可能である。もちろん多くの困難にも直面する。パニックを起こした子どもを前に、泣きそうになった学生を何人も見た。このような大変な実習への苦情が出てきてもおかしくないが、世界のどの大学でも体験できない貴重な学びの場が与えられたことは、学生にとっても何と素晴らしいことであろうか。

ちなみに、私はこれまで、ワーカーとして働いた学生から苦情を聞かされたことは一度もない。辻井氏の働く大学の学生たちは、いつも黙々と動き、また子どもたちへもこまやかに接していた。彼らはいわゆる生え抜きのエリートではないが、むしろ近隣の国立大学の学生と比べても、問題児への暖かなまなざしや、若者らしいエネルギーが残されていることをおりにふれ感じさせられた。また、この会に参加した学生の中には、教員になって仕事に就いてからも、びっくりするような遠方から必ず会に馳せ参じる者がいて、近頃の若者も本当に捨てたものではないと感動させられた。この会を支える若者たちこそ教員としてふさわしい人材であると思うのである。

さて、会の参加者のうち、高校生以上は別働隊とすることにした。名前をアスペの会サポーターズクラブという。本当にサポーターなのかという疑義が出されると苦しいのであるが、彼らには会の運営を手伝ってもらうこととし、また「アスペハート」という機関誌の発行を始めた。またこのメンバーはアスペの会以外に独自に集まりをもち、一緒にボーリングに行ったり、花火を見に行ったりしている。友人関係がもちにくい彼らにとって、この機会は、貴重な水平の仲間同士の体験である。

次の会話は、アスペの会のおりに、にぎやかに遊んでいる「おチビちゃんたち」を見ていたサポーターズの青年たちの言葉である。

「おれたちも、小さい頃はワルだったよなあ」

「うん、授業ふけてたものなあ」

（ちょっと違うんじゃあないかと思うのであるが、まあいいか）

決まったスポンサーや公的援助がない以上、こうした大人数の会の運営にはかなりの資金調達が必要でもある。そこで、カシオ財団および岡本記念財団の研究助成にそれぞれ別のテーマで応募したところ、どちらからも助成がいただけることとなり、当面の運営資金となった。

アスペといじめ

さて、こうして常時六〇人以上の子どもたちのさまざまなトラブルにお付き合いをしていると、年齢によってだいたいの「トラブル傾向」が見えてくる。

真っ先に問題となるのは集団行動困難である。教師の指示に従えない、いつも勝手な行動をとる、一人で好きなところへ行ってしまう等であるが、たくさん集めてみると、ここでもウィングの対人関係の類型で明らかな違いが認められた。

例によって、「積極奇異型」は問題行動が著しく多く、「受動型」の場合はトラブルがやや少ないのである。とはいえ受動型の子どもでもやはりアスペの子である。友人から離れてぽつんとしていてもまったく苦にせず、それどころか「みんなと仲良くしようね」と先生に諭されて、「わたし、みんなと仲良くしたくないの」とニコニコしながらきっぱりと宣言する小学生女子もいて、あらためて診断基準を確認することになる。

一方、積極奇異型はというと、小学校二年生のアスペの坊やであるが、授業参観の時にあまりに勝手なことをくり返していたので、帰宅後お母さんが彼を叱って、「学校の様子を見ているとキレてしまうよ」と彼に言ったところ、彼いわく「おかしいな、おれかあちゃんのお腹の中にいたときに、かあちゃんの怒り虫を殺してきたんだけどなあ」。彼は外来に来ると、お母さんによる今月のトラブル報告の後、いつも他人事のように「そういうわけだで、そこのところが良くなる薬をよろしく」と言って、お母さんをまた怒らせるのである。

このような集団行動の困難は、集団行動を重視するわが国の学校教育においてはきわめて異質な存在とならざるを得ない。アスペの子を「まるでエイリアン」と言った学校の先生がいたが、実際彼らの引き起こすトラブルは時として異文化との対立のような様相を呈することすらある。このような状況は、当然周囲の激しい反発を生じ、その結果、いじめが生じやすいことは容易に想像がつく。わが国だけではなく、海外においてもアスペルガー症候群にはいじめがついてまわるようである。たとえば英国の研究者タンタムの論文には、アスペルガー症候群の青年の具体的な症例が数多く記載されているが、その大半が学業を続けられなくなるほどのいじめを受けていたことが記されている。

アスペの会のメンバーの例を紹介してみよう。

M君は中学を通してずっといじめられ続けていた。学業成績はクラスでもトップであったが、苦手な体育は頭が痛いなど理由をつけて逃げ出してしまうことが多かった。このような時に、先生や周囲の生徒が注意したり、無理に参加させようとするとパニックになり、泣きわめいて大騒ぎになる。M君に対するいじめは毎日のように起きていたが、叩かれたり悪口を言われる以外に、同級生がM君に「○○に馬鹿と言って来い」と命令し、M君がその子に言われたままに悪口を言ってその子から叩かれ、M君がパニックになるといういじめが頻発していた。二年生の時には、担任が「世間の荒波にもまれてもらう」と言って、彼をきちんと保護しなくなったので、毎日のようにからかわれたり叩かれたりしてパニックになるという状態であった。

担任は彼のハンディキャップのことを、まったく気づいていなかったようである。やがてM君は頭痛や吐き気を訴えるようになり、また微熱が生じるようになった。朝になると真っ青な顔をして、それでもふらふらしながら登校するという状態で、私が治療的な介入をするまで、登校しても集団行動には参加できず、いじめられ泣きながら教室を飛び出し、廊下でうつ伏せに寝てしまうということを繰り返していた。また不調時に無理が重なり不眠が続くと、「人の声が聞こえる」と訴えたこともあった。

このようないじめをめぐる問題が多発しているので、われわれはいじめの実態調査を行う必要を感じるようになった。アスペの会を中心に、通常学級に通うアスペの子たち七一名が調査に応じてくれた。集計を行ってみると、彼らの実に七九％は過去においていじめを受けていたことがわかった。また現在いじめを受けている者も四割に達した。対照として、通常学級に通うアスペ以外の発達障害三六名についても同様に調べた。彼らの場合、いじめの既往は五八%であったが、現在いじめを受けている者は一名(三%)のみであり、やはりアスペの子たちが圧倒的にいじめを受けやすいことが明らかとなった。

とくに特徴的と思われたのは、アスペの子においては小学校一年生までに約半数がすでにいじめを受けており、集団教育の開始と同時にいじめを受ける傾向があることである。対人関係の類型で見ると、やはり受動型におけるいじめの割合が四一名中二八名(六八%)であったのに対し、積極奇異型では三〇名中二八名(九三%)と、ほとんどの子どもがいじめを受けていた。また、いじめの相手としては同級生が最も多かったが、アスペの子たちは下級生や近所の子どもなどの割合が比較的多く、何というか、「まんべんなく」いじめを受けやすいことが示された。

いじめの具体的内容としては「暴力」や「からかい」が大半であったが、M君の場合のように、人の悪口やわいせつなことをアスペの子たちにわざと言わせ、トラブルを起こすようにけしかけられるという、アスペの子独特と思われるいじめも見られた。一方、竹串で刺された、犬の糞を鞄に入れられた、草を食べさせられた、学校の中でエアガンで撃たれたといった例や、さらに、いじめた子が自閉症児のことを「人間と思っていなかった」(!)と述べた例など深刻なものも少なくなかった。

ただし、アスペの子たちの場合、おとなしい子が一方的にいじめられるという例もないではないが、集団行動上の問題行動が頻発してトラブルメーカーとなることも少なくないのが苦しいところである。年少児の場合はいじめを受けてもけろっとしていることが多いのであるが、後述するように、高学年になると被害的になることが少なくなく、そうなるとM君のように集団行動上の同級生の注意をすべて「いじめられた」と大騒ぎする場合もあって判定が困難になる。しかし問題は集団の雰囲気である。「みんなで力を合わせて自分勝手な行動をなくしましょう」などといった、一見どこからみても問題のない学級目標が激しいいじめの温床となってしまうことも事実である。またなかには、「勝手な行動をする子は皆でやっつけよう」と先生が率先していじめを煽っていたという深刻な例もあり、この問題の難しさを実感させられた。

しかしながら、昨今のいじめ防止キャンペーンはそれなりに効果を上げていることも明らかとなった。アスペの親の四割が、最近いじめが軽くなったと答えた。その理由として圧倒的多数が、担任教師や学校が真剣に取り組んでくれるようになったことをあげていた。先にアスペの子たちが実際に集団教育開始と同時にいじめられる傾向があることを指摘したが、この調査で現在小学校低学年に在学中の児童に関しては、いじめを受けている割合は三五％と、それでも少なくなっていた。

現在いじめを受けていると回答した二八人のうち、二二人に対して私たちは介入を試みた。担任教師と連絡をとり、電話での相談を行い、必要があれば学校に意見書を提出した。また教師に会い、学校訪問を行って対応を一緒に相談した場合もあった。学校によっては、M君の場合のように、「世間の荒波にもまれる」「自分で解決する力を身につける」「反撃する力を作る」など、アスペルガー症候群ということを除外しても、いじめへの対応として完全に間違っているケースも決して稀ではなかったが、学校側も実のところ彼らにどのように接したらよいのか苦慮しており、おおむねこれらの働きかけは歓迎され、周囲が複雑に巻き込まれてこじれてしまった二人以外は、いずれもいじめ問題のみならず、問題行動そのものの軽減に有効に働いたようである。

いじめの調査はいまでも継続して行っているが、以前よりいじめられている子はさらに減少傾向にあることが示されており、アスペの会をもつ意義がいくらかは確認された。

すでに青年期に達した者の中には、過去に激しいいじめを受けてきて、現在でもその過去の外傷体験へのタイムスリップを頻発させる者や、心身症的症状を反復する者も多く、いじめが時間の経過によっても癒されない深い傷となっていることが少なくない。青年期に達しているサポーターズクラブのメンバーには、「アスペハート」のためにときおり手記を書いてもらっているが、その中にもいじめのエピソードが散見される。

心の理論

小学校高学年になると、ルールがわからないというタイプの問題行動は著しく減ってくる。この現象に私は以前から気づいてはいた。自閉症の積極奇異型の子どもたちが小学校高学年あたりで、一見元気がなくなり、親にべたべたと甘えるようになり、これまで無断外出を繰り返していたのが、むしろ家からあまり出たがらなくなることがしばしば見られる。このような行動の変化と同時に問題行動は激減し、この状況が半年から一、二年続いた後、急に落ちつきを見せるようになり受動型へと移行するという児童が少なくない。なぜ小学校高学年に、彼らは変わるのであろうか。その説明のためには「心の理論（theory of mind）」の障害という、最近注目を集めている、有力な自閉症の病因仮説の説明が必要となる。

「心の理論」とは、子どもが、他者が何を考えているとか何を信じているといった、他者の意図や信念を把握する能力のことである。この研究は実は、当初類人猿の研究から始まった。言語や道具使用がチンパンジーにおいても可能であることが確認され、類人猿に心があると言えるのかということが議論になった。これに対してある哲学者が、「もし他者の心理的な状態を把握する認知能力があるなら、猿にも心があると言えるだろう」と答えたことに始まる。ここで他者の心理状態をチンパンジーなどが把握できるか、という課題が浮上したのである。余談であるが、ニホンザルなど旧世界猿には「心の理論」は欠如しているが、チンパンジーには初歩的な「心の理論」が存在することが確かめられている。この問題は人間の幼児についても調べられ、一般に四歳頃までに他者の意図の把握ができるようになることが示された。もっとも人の場合は、顔を見ただけで自動的に心を読んでしまうところがあり、後述するように、ここがまさに重要な点なのであるが、言うなれば「心の理論」の過剰状態にあるといえよう。

このテーマを自閉症の研究に応用したのは、ロンドン大学のグループである。一九八五年、彼らは自閉症児と精神遅滞児および普通児の対照に対して、サリー・アン課題として知られる最も単純な「心の理論」の課題を試み、自閉症において特異的な障害が認められることを示した。これは次のような課題である（図1）。

課題：サリーはカゴを、アンは箱を持っている。サリーはビー玉をカゴに入れ外へ出ていった。その間にアンはビー玉をカゴから箱に移した。

質問：戻ってきたサリーはビー玉がどちらに入っていると思うだろうか（よけいな補足。もちろん

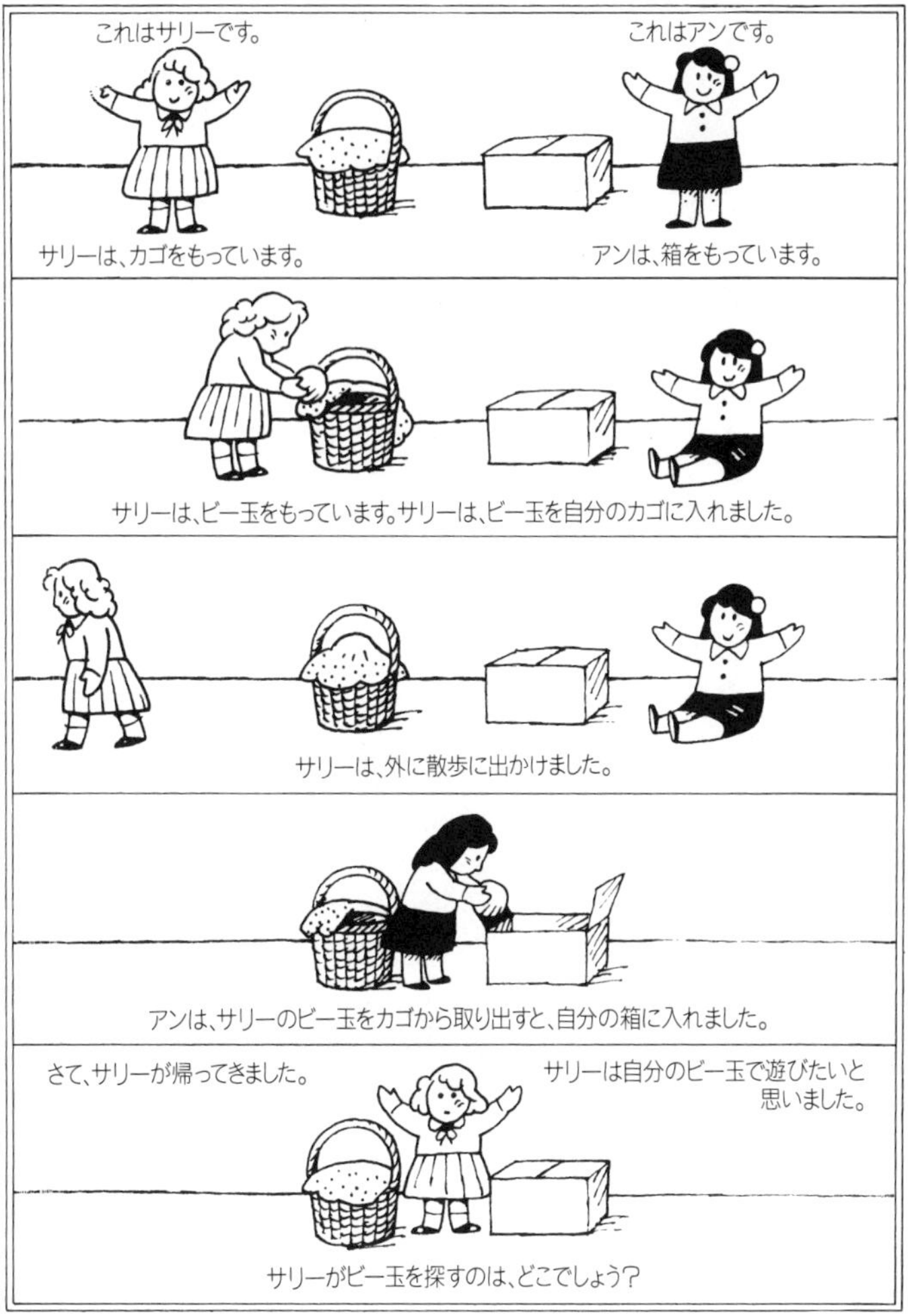
これはサリーです。
これはアンです。
サリーは、カゴをもっています。
アンは、箱をもっています。
サリーは、ビー玉をもっています。サリーは、ビー玉を自分のカゴに入れました。
サリーは、外に散歩に出かけました。
アンは、サリーのビー玉をカゴから取り出すと、自分の箱に入れました。
さて、サリーが帰ってきました。
サリーは自分のビー玉で遊びたいと
思いました。
サリーがビー玉を探すのは、どこでしょう？

図1　サリー・アン課題

正解はカゴである。なぜならサリーはアンによるビー玉の移動を見ていないのだから)。

この課題を正しく正解できた自閉症は二〇%に過ぎず、ダウン症候群において八六%が正解したのと好対照をなした。この研究を嚆矢として、自閉症における「心の理論」の研究が精力的に行われ、手技の工夫によって、自閉症においては、他者の知覚や欲求に関する把握の障害は軽微であり、他者の信念やふりに限定した読みとりの障害が認められることが示された。

ここから次のような障害仮説が導き出された。自閉症における基本的な障害とは、表象に関する表象(メタ表象:「AはBという考えや信念を持つ」)の認知という幅の狭い領域の障害による心理化の欠陥であるとする。この仮説により、たしかに自閉症の非常に広範な、しかし共通の三兆候(社会性、コミュニケーション、想像力の障害)をある程度統一的に説明することが可能となる(よけいな補足二。人の心が読めない↓社会的な行動ができず、他者の心理的な状況を想定したコミュニケーションや「ごっこ」もできない)。

これに対してさまざまな反論がなされたが、ロンドン大学の研究グループは次々と実験を追加工夫し反論を撃破していった。しかし大きな疑問は何といっても「心の理論」の課題を通過する二〇%の自閉症である。彼らは現実の生活においては自閉症独特の障害を有しており、このことは「心の理論」の障害が自閉症の根本的な問題ではないという証拠ではないか。この疑問に対して、「心の理論」の課題を第一水準と第二水準に分ける考え方が検討された。第一水準はサリー・アン課題のような「AはBという信念を持つ」という他者の表象の認知であるが、第二水準とは「AはBという信念を持つとCは考えている」という他者の表象に関する表象の認知である。具体例は省くが、第二水準の

「心の理論」課題は複雑にならざるを得ず、なかには英文を読んだだけでは何が正解かすぐにはわからないものもある。大きな声では言えないが、この第二水準の課題がパッと正解できない若い精神科医の同僚がいたほどである。それでもなお、第二水準の課題も通過する高機能自閉症が存在するのである。

ハッぺらによる最近の研究では、通過するといっても自閉症者の場合、どうやら健常者とは異なった戦略を用いていて、使用される脳の部位も異なっているらしいことが示された。また、さらに発達による影響が調べられた。ハッぺは七〇人の自閉症と七〇人の健常児を検査し、第一水準を通過する予測年齢を算出した。その結果、五〇％通過率が、健常児では三―四歳になるのに対して、自閉症では言語性の精神年齢が九～一〇歳になることが示された。

ここで先ほどの問題に戻るのであるが、まずは「心の理論」の障害仮説に対する私の考えを記しておこう。「心の理論」は自閉症が心理領域のある部分に特異的なハンディキャップをもつことを明確にした。しかしこれが自閉症の病因仮説となりうるのかという点に関してはいまだに疑問点が残る。「心の理論」は猿の研究から始まったため、共感といった内的な表出に頼って研究が行われていた領域の実験心理学的な手法による研究を可能にした。しかしこの点には長所と欠点が共にある。長所としては内的な表出が不得手な自閉症のような対象に用いることが可能となった点であり、欠点は第二水準の複雑さに示されるように、実験手技に不可避的な無理が生じる点である。私自身、「心の理論」の障害は、原因というより自閉症の障害の結果の一部と考えているが（第1章参照）、これ以上の詳述はここでは避けたい。

小学校高学年の節目

さて、前述のハッペの研究によって小学校高学年で彼らの行動が変わるという理由が明らかになる。つまりこの年齢に至った時、彼らは「心の理論」を獲得し、他者の気持ちや考えが彼らなりに読めるようになるのだ。しかしそれで問題行動がなくなるのかというと、実際にはそれほど単純ではない。ルールの了解は良くなるがその一方で、しばしばこの時点で問題行動がむしろ増えるのである。辻井氏と私によるアスペの会の子どもたちの調査でも、「心の理論」の課題を通過すると、社会的ルールの了解は向上するが、その一方で自己不全感や対人関係における被害念慮が増し、問題行動はむしろ増すことが示された。理由として、他者の考えていることがわかるようになるのと同時に、他者の評価も理解されるようになり、つまり、自分があまり高く評価されていないことやいじめられているということもわかってくるためである。

また大きな問題は、先に述べたように彼らは健常児が直感的に人の気持ちを自動的に読むのとは違って、異なった戦略を用いて訥々と読んでいるらしいことである。つまり、人のこころが読めるようになってくるといっても、おそらくは読み誤りもしばしばあって、よけいややこしくなるのである。前述のM君も不調時に幻覚様の訴えがあった時期があったが、青年期に入ってから妄想的、被害的になって、時として周囲の変容感や幻聴類似の訴えをする者も稀ではない。このことも、「心の理論」の中途半端な達成ということからある程度説明が可能であるが、この問題、すなわち自閉症症候群と分裂病との異同をめぐる議論は複雑な長い歴史を有しており、その検討は後述する。

アスペの子たちとお付き合いしてゆくと、小学校高学年はどうも分かれ目であるようだ。「心の理論」が獲得されルールがわかり、問題行動が激減する児童が圧倒的に多い一方で、この年齢から非常に被害的になってトラブルがエスカレートする児童も見られる。いったん問題行動がエスカレートしてしまうと、問題行動を抑えようとする周囲の働きかけは、むしろさらなるパニックを引き起こし、さらに周囲の反応、さらなるパニックという悪循環を作ってしまう。そうなると周囲の働きかけを拒絶し、激しい独語に明け暮れ、「死んでやる」と窓から飛び出そうとする、激しい身体症状を訴え不登校に陥る、また先に示したような幻覚様の症状を示す場合もあるなど、深刻な不適応の状態に至ってしまう。

しかし大多数のアスペの仲間は、この時期になると学校でのトラブルは激減して、目立たない生活を送ることができるように脱皮してゆくのである。やはり小さい頃から継続して相談を受けてきた子の方が圧倒的に良いほうへと脱皮する者が多く、前述したように、青年期に至って初めて相談を受けた者の中に強者《つわもの》が多い。

外来でアスペの子どもたちと会っていて、最初の挨拶で「あ！　この子も脱皮した」と、この変化がわかる明確な指標がある。それは「こんにちは。元気でしたか？」という私からの挨拶に、「はい、元気です」という答えが返ってきたときである。今までとどこが違っているのかって？　今までは次のような返事であったのだ。「……（無視）」「あー」「（後ろを向いたまま）うん元気」「ぶひょうー、元気に決まってるじゃん！」「（アニメの「クレヨンしんちゃん」の口まねで）妖怪ばばあに聞きな」。

それはそれで可愛らしいのであるが、小学校高学年でトラブルが減らない子の場合は、いつまでたってもこのような言い方が続き、丁寧な言い方では挨拶が言えないことが多いのである。丁寧語は、健常児の場合、小学校中学年になると使用が可能になってくるので、アスペの子たちの場合、これが数年遅れるわけである。丁寧語の使用は、自分と人との関係がわかってくることによって可能になるのではないかと思われる。このことから、この簡単な変化が、節目通過の良い指標となるのである。

ハッペ女史のアスペの会訪問

先ほどからハッペという研究者の名前がしばしば登場しているが、彼女はロンドン大学の若手の研究者である。「心の理論」の研究者としては第二世代にあたり、「心の理論」の際に働く神経心理学的解析など、「心の理論」の障害と脳の器質的な問題との関連を主な研究テーマとしている。

一九九七年秋、私はある学会の主催をおおせつかった。この機会にどなたか一線の研究者を呼びたいと考えた時に、「心の理論」研究で新たな成果を次々と発表をしているハッペ氏が頭に浮かんだ。電子メールで連絡をとり、恐る恐るお願いをしてみると快く引き受けて下さり、彼女の日本訪問が実現した。彼女の履歴書が送られてきて私は目を疑った。当時まだ三〇歳になっていなかったのだ。どうしてこんなことが可能なのかとくわしく見ると、飛び級で進学をしてきて大学をトップで卒業し、その特典によって修士課程を飛び越して博士課程に進み、なんと二四歳で博士号を取得し、という経歴であった。わが国の若手の研究者は、このような人たちとこれから戦う（？）ことになるのであるが、こうなるともう教育制度の問題である。ハッペ女史は学会をはさみ二週間日本に滞在し、私はあちらこちらご一緒した。直接会ってみると、意外なことにシャイで暖かな人柄の美人であった。このハッペ女史がわれわれのアスペの会を訪れたのである。

訪問当日、アスペの会は、海外からの有名なお客さんということで、八〇人を越えるアスペルガー症候群および高機能自閉症の子どもたちと青年、そしてそのお母さん方が集まった。ハッペ女史を皆に紹介し、「何かハッペさんに質問は？」と尋ねたところ、勢いよく手が上がり、一人の青年がつかつかと前に出てきて英語で尋ねた。

「How old are you?」

きっと誰か失礼なことを言うのではないかと危惧していたのであったが、やはり！　と冷や汗が出た。しかしハッペさんは、「三〇歳です」とニコニコしながら答え、続けて「私は構いませんが、女性に年齢を聞くのはとても失礼と思う人が多いから、これから気をつけて下さい」と言ってくれた。

その後、ハッペ女史は、お母さん方に向けて講演をした。それは最近ロンドンにできたアスペルガー症候群のための特別な学校の話である。英国にはこれまでにも、自閉症のための特別な学校はあったが、最近になって、アスペルガー症候群のための学校ができたのである。アスペの子たちを通常学級に入れて、健常児の中で教育するのと、アスペの子たちだけを集めて教育するのは、それぞれにメリットとデメリットがある。通常教育のメリットは言うまでもなく、一般的な社会と同様の環境の中で多彩な交流を経験できることであるが、その一方で、彼ら独特の問題に関する教育的な対応はなされずに経過してしまう。また前述のいじめの問題は、海外においても深刻な問題であることが語られた。

アスペルガー症候群の子だけを集めると、対人関係の広がりは限られてしまい、また兄弟がどうして一緒の学校に行けないのかと、兄弟同士が納得しないといった問題は起きるが、アスペの子たちのハンディキャップに焦点を当てた教育を学科教育と平行して行ってゆくことが可能となる。その一例として彼女が挙げたのは次のような授業である。

子どもたちや先生は、写真で撮ったあるいは絵に描いたカードから、自分の意図するカードを選択し、それを頭の上に掲げる。そのカードを手がかりにして、お互いに他の人が頭の中で考えているということを推察させる。つまり、他者が個々に異なった考えをもつことを、実体的に体験させながら学習をさせるのである。たしかに、このような授業は、アスペの子たちだけを集めたのでなくては不可能である。これ以外にも、さまざまな工夫をして、人のこころを把握し、社会的な行動を向上するための練習がカリキュラム化されているという。言われてみれば自閉症症候群に向けた、人のこころを読む練習のための英語版のテキストブックを見たことがある。こうした訓練が教育の中に取り込まれているのである。

ではそれによって、どのような成果が出ているのか？　実はこの学校はまだ発足したばかりなので、その実効はまだ未知数であるという。しかし、どのようにしてこの学校の開設が可能となったのか、お母さん方からは真剣な質問がとんだ。この学校は、英国の親の会が中心になり、公的な援助を受けて設立されたものであるという。自閉症のための学校も、親の会の力によるところが大きかったという。

この講演は何せ私が通訳をしたので、不十分なものであったが、アスペの会のご両親には大変に印象深いものとなったようである。ハッペ女史はまる一日アスペの会に参加されたが、アスペの会に集まって賑やかに遊んでいる子どもたちを見て、「アスペルガー症候群の子たちがこんなに幸せそうな顔をしていることに本当に驚きました」と言ってくれた。

その夜、ハッペさんを囲み歓迎会を行ったが、互いの研究や、臨床をめぐって話がはずんだ。アスペルガー症候群の子どもや大人との交流の大変さとまた楽しさ、さらに歴史上の人物で、この人はひょっとするとアスペルガー症候群ではという視点からみると新たな展開が開ける人物など、話は尽きなかった。その中で話題になったのが芸術家N氏である。ハッペさんも私も、共にN氏を知っているということにお互いに驚いた。

アスペルガー症候群と創作活動

一九九七年の春のことである。「アアア……イイムアアア………」と私の研究室に突然吃音の強い英語で電話がかかってきた。電話の主はN氏というアメリカ生まれの芸術家で、日本で個展を開くために来日しているという。彼は自分は自閉症だが、私のタイムスリップの論文の抄録を読み、これまで自分の時間体験が他の人と違うらしいことに気づいてはいたが、そのことが取り上げられていて感動したという。名古屋に行く用事があるので、そのおりに会えないかというのである。

辻井氏、名古屋大学精神科の石井（卓）氏と一緒に名古屋のホテルのロビーで待ち合わせをしたが、外国人がうろうろしているそのロビーで、入ってくるなり「あ、彼だ！」とわかるのであるから不思議である。余談であるが、自閉症症候群は見ただけでわかるというところがあって、たとえば五階の窓から下を見ていて、自閉症の坊やが通ると、「ああ自閉症の坊やが歩いている」とわかる。これは海外でも同じで、私は留学の時に、研究所のエレベーターに自閉症の坊やが一緒に乗ると、「あ、自閉症の坊やだ」とわかるのにみずから首をひねった記憶がある。おそらく、動作や仕草に彼らに特有、独特のところがあるからなのではないかと考えるが、確信はない。ちなみにハッペ女史によれば、自閉症の研究者として名高いローナ・ウィングは、子どもが診察室に入室して座る前に自閉症と診断がつくとのことである。

さて、N氏はヨーロッパで認められている芸術家で、写真、絵、粘土による塑造、ビデオテープ、アフォリズムによる文章の創作など、幅広い分野で活躍をしている人であった。ヨーロッパでは比較的知られた人であり、またロンドン大学を訪れたことがあるためハッペ女史は彼を知っていたのである。彼の芸術は、その幅広いレパートリーのどれを取っても常識的なわれわれの頭に鉄槌をくらわす強烈なもので、彼が見せてくれたそれらの作品および作品の写真やコピーを、われわれは愕然として眺め入ったものである。辻井氏は「人柄の良い人ですね」と後で話していたが、私も同じ感想をもった。あえて言語化してみると、対人的には不器用で他者配慮はできないが、冷たくはなく、何より裏表がなく悪意がないといった、優しい両親に恵まれたアスペルガー症候群にしばしば出会うタイプなのである。彼は気前よく、オリジナルな絵の作品を、私たちに一枚ずつ分けてくれたが、白紙の一部に、ボールペンでさまざまな塊の線を描いたこれらの絵はいずれも強烈な印象を与えるものである。

彼は幼児期からずいぶんと対人関係では苦労したようである。お母さんはとても優しい方であったらしく、数年前に亡くなった時、N氏は深い抑うつに陥ったと話していた。そのお母さんには「目を見て話すように」と小さい頃からずっと言われ続けたという。また彼は、学校時代に激しいいじめにもあった。その後芸術家として活動をするようになり、評価されるようにもなったが、ドナ・ウイリアムズの自伝を読んで初めて自分が自閉症であったと気づいたという。彼によれば、今でも時間感覚がごちゃごちゃになってしまうことがあり、つい先ほどのことがたいそう昔のように感じられたり、遥か以前のことがありありと再体験されたりするという。彼はいつも緊張がとれず、温泉につかってゆったりとしたときにだけ、その緊張がほぐれるのだという。

N氏は自閉症の研究や調査に、当事者があまり参加していないのはおかしいのではないかとも述べていた。この点はもっともであるが、実はハッペ女史の同僚の研究者には、アスペルガー症候群の女性がいると後になって聞いた。

N氏と会って私が大きな衝撃を受けたのは、これまであまりアスペルガー症候群や自閉症について、創造力という側面に関しては真剣に考えてこなかったことによる。ハッペ氏ともこの点が議論となったが、彼女の最初の先生であるオコーナーは、ある特定の分野に飛び抜けた才能を示す遅滞者（サヴァン症候群と呼ばれる）の研究のパイオニアとしても知られている。今日世界で最も有名なサヴァン症候群と言えば、大江光氏であろう。考えてみれば、たしかにすでにさまざまな分野で彼らの創作的な活動は注目されていたのである。日本のドナ・ウイリアムズといわれる、後述の森口奈緒美さんは、才能あるシンガーソングライターでもある。彼女の作品を聴き、真剣でしかも巧まざるユーモアを兼ね備えた作品におおいに驚かされた。過去のいじめや、過去のある瞬間がテーマとなっている作品が多いのであるが、彼女も時間感覚に混乱があって、些細なことでも忘れることができないことをこれまで不思議に思っていたと、私への手紙には記されていた。

彼らの芸術に共通しているのは、通常とは異なった世界や事象への見方が提示されていることである。このような作品にふれると、自閉症の体験世界は辛いものが多いとはいえ、独自のきらきらした輝かしいものが潜んでいるらしいことにも気づかされる。まさにドナの言うように、「普通の人こそ、自閉症から学ぶものが多くある」のに違いない。

ハッペ氏はしかし、N氏に関してはロンドン大学の中でも分裂病ではないかという意見もあったとつけ加えた。これはN氏自身が話していたことであるが、ドナの本を読むまでは医者からは分裂病と言われ、自分もそう思っていたという。この問題は実は単純ではない。アスペの青年はしばしば分裂病の診断を受け、また実際に分裂病様の症状をもつことも見られる。たとえばドナ・ウイリアムズ自身が、青年期に分裂病として治療を受けたことや、また一時期、実際に幻覚様の体験があったことも自伝には記されている。アスペの会の仲間たちにも、分裂病という診断を受けた者は少なくない。たとえば本章で取り上げたL君も私への紹介状には分裂病と記されていた。この問題は、複雑な長い論争の歴史をもつ。

自閉症と分裂病

自閉症はその研究の当初においては児童分裂病と同一と考えられていた。そもそも自閉は、周囲への関心の喪失という分裂病特有の一症状を表す用語である。自閉症の発見者レオ・カナーは自閉症が幼児版の分裂病ではないかという意見に対して非常に慎重であったが、自閉症は分裂病ではないと言いつつも「もし幼児版の分裂病というものがあるなら、自閉症が一番近いのではないか」とも述べていたという。このエピソードは、黒丸正四郎先生からうかがったものである。つまり最初の議論は、自閉症イコール分裂病かという問題であった。

しかし一九六〇年代後半になると自閉症が先天性の発達障害であることが明らかとなり、最初の自閉症に対する考え方は修正を余儀なくされた。一九七一年、英国のコルビンらによる自閉症と児童分裂病との精緻な比較研究が発表された。児童精神病の発症年齢を見ると、三歳前に山があり、四〜七歳はほとんど皆無で、七歳を過ぎるとまた少数ながら見られるようになる。この三歳前のグループと、七歳以後のグループをコルビンらは比較したのである。詳述は避けるが、この二つの群は、臨床的な特徴が非常に異なっていた。幼年発症群は、男女差が著しく四対一と男性が多かったが、後年発症群ではやはり男性が多いものの二・五対一と幼年群ほどの差はなかった。分裂病の遺伝負因は幼年群ではみられなかったが、後年群では認められた。また分裂病の特徴的な症状とされる症状群（シュナイダーの一級症状）の有無をみると、幼年群ではほぼみられないが、後年群ではほとんどに認められた。つまり、後年発症群は成人の分裂病と類似の特徴が示されたが、幼年発症群ではそれらの特徴は認められず、両者が異なった病態であることが明らかであり、前者が自閉症、後者が児童分裂病であることが示された。

余談であるが、この研究の難しさは、児童期、とくに一〇歳未満の分裂病がきわめて稀なことにある。活発な臨床を行っている児童精神科医であれば、一〇歳から一二歳の前青年期分裂病は年に一人程度は診るものである。しかし小学校低学年の分裂病というと、これまでは一生に一、二人出会うかどうかと言われていた。コルビンはこの研究の対象を集めるのに、確実に一〇年を要したのである。

さてこの研究によって、自閉症と児童分裂病が同一の病態ではないことはわかった。しかし、その一方で、かつて自閉症と診断を受け、青年期、成人期に至って分裂病の病像を呈するようになった症例の報告が、少数例ながら積み重ねられるようになった。自閉症から青年期以後に分裂病へ移行する症例がもし多数あるのであれば、自閉症は発達障害であるとしても分裂病の幼児版と言えることになる。これが次に浮上した議論である。

第三の問題は、一九八〇年代を過ぎて、児童分裂病症例の既往を調べると、自閉症類似の病態が少なからず認められるという指摘が、児童分裂病研究からなされたことである。なぜかこのあたりから、児童分裂病の数が急に増えたようである。コルビンが何年もかけて症例を集めたのと比べると、短期間に比較的多くの患者を対象とした研究がなされるようになった。一つの理由は構造化面接によって、普通の面接では引き出せなかった幻覚や妄想の表出が可能となったことが挙げられる。しかしそれだけでは説明がつかないが、この問題にはこれ以上は深入りしない。ともあれ、自閉症が青年期以後に分裂病に移行するか否かではなく、自閉症から児童期に分裂病へ移行することが一般的に起こり得るのかという問題である。

そして第四の問題が、やはり一九八〇年代後半になって浮上した、アスペルガー症候群と分裂病もしくは分裂気質との異同をめぐる議論である。アスペルガー症候群が広汎性発達障害の一群として受け入れられるにしたがって、これらの高機能者に幻覚、妄想などの分裂病様症状が少なからず認められるという指摘がなされたことである。とくに分裂病質人格障害や分裂病型人格障害と、アスペルガー症候群とが非常に類似していることが指摘されるようになった。アスペの子たちの一つの特徴は孤立をしがちなことであるが、このような性格については昔から分裂気質という概念があった。それは、孤立しがちで、よそよそしく、冷淡という性格傾向である。

最近の診断基準には分裂気質は二つの類型として記載されている。一つは、分裂病質人格障害である。友人や恋人がおらずまた欲しがらない、感情的に冷たく感情を表さないなど、対人関係の無関心と感情表出が乏しく限られていることを特徴とする。もう一つが分裂病型人格障害で、対人的孤立に加えてさらに、迷信的で奇異な信念をもつことや、奇妙な外見や言動、さらに風変わりな会話、疑い深くすぐに勘ぐる傾向があることなどを特徴とする。この分裂気質と分裂病との関連は実はあまり明確ではない。分裂病の基本性格とこれまで言われてきたが、分裂気質が分裂病に移行するわけではないという議論から、分裂病型人格障害は分裂病と変わらないという指摘までさまざまである。しかし、とくに分裂病型人格障害が分裂病に非常に近いことは大方の同意を得ているようである。アスペルガー症候群のような軽症の発達障害は、どうしても発達障害と性格的偏倚との境目に位置することになるので、このような問題も起きてくるのである。

これまでの研究の再検討

これまでの研究を総括しておくと、まず、第一の問題はすでに決着がついている。自閉症は発達障害であり、健常な状態から発病する分裂病とは明らかに異なった状態である。

次に、自閉症から分裂病への移行の問題であるが、そのような症例がごく少数存在することに関しては疑いない。しかしその割合は非常に少ない。自閉症の長期予後研究では、高機能者を対象とした調査を除くと、分裂病症状の報告はほとんどない。若林（慎一郎）と私による追跡研究（一九八六年）において非定型的な幻覚を主とする分裂病様の症状を呈した症例の報告が一例あるのみで、他の研究ではほぼ皆無である。つまり自閉症から分裂病へと移行する症例が存在することは疑いないが、その数はきわめて少数である。もともと分裂病の発病率は〇・七％程度と言われているので、自閉症においてもその程度の発病があっても不思議ではないことになる。もっともコミュニケーション障害を抱える自閉症では、分裂病の診断を下すこと自体に相当の制約を受け、現実的には分裂病の診断が可能な症例は知的障害を伴わない群に限られてしまうため、そうなると、これは第四の問題に重なることになる。

続いて第三の問題、自閉症から児童分裂病への移行の問題である。これまでの研究で、児童分裂病と診断を受ける児童の一定の割合に、自閉症類似のコミュニケーションや社会性の障害をもつ児童が存在することは疑いない。しかし、このような研究を通覧する限り、明確な自閉症の診断基準を満たすものは非常に少数で、非定型的な広汎性発達障害に属する症例が大多数である。さらに児童分裂病の診断基準そのものが相当に不明確な部分を残している。通常分裂病の診断は幻覚、妄想、思考障害を手がかりとして行うため、これらの症状に類似した症状を示す児童が、構造化面接によって児童分裂病と診断される可能性が否定できない。そうすると、児童分裂病の診断の中に、児童の分裂気質、場合によってはアスペルガー症候群が混入する可能性が考えられる。実際に、その内容の質を問わず、機械的に診断基準のみをチェックすれば、一部のアスペルガー症候群は分裂病の診断基準を満たしてしまうので、これも第四の問題に重なってしまう。

さて、そのアスペルガー症候群と分裂病、もしくは分裂気質圏の人格障害との関連をめぐる問題であるが、これまでに行われた高機能群の研究から、高機能群において、非高機能群に比べた時に比較的多くの分裂病もしくは分裂病類似の病態がみられることが示された。

たとえば、ウィングはアスペルガー症候群の概念の確立の上で画期的な役割を果たした臨床的検討の論文の中で、一八人のうち分裂病様の症状を呈した一名が存在することを報告した。またスザツマリらによる一六名の高機能者の調査では、妄想が二名に幻覚が三名に認められた。タンタムは八五人のアスペルガー症候群の成人のうち、三人が分裂病と診断されたと報告した。しかし別の四人にも幻覚を認めた。しかしタンタムは分裂気質とアスペルガー症候群の症候論的な比較を行い、両者の社会性の障害は異質なものであるとも述べている。つまり、高機能者にたしかに分裂病様の症状が比較的多くみられるとはいえ、全体からすると少数派であり、どう考えても広汎性発達障害イコール分裂病という結論にはならないのである。

高機能者の分裂病様症状

生物学的なマーカーを欠き、共に臨床的症状によって診断を下す二つの病態の異同を論じるのは、結局、診断基準の問題に集約せざるを得ない。しかし自閉症の側からみたとき、最近になってやっと明らかになってきたその特異な体験世界の中で、とくに他者の感情の読みとりが困難な高機能者が、妄想的な読み間違いをしてもあまり不思議はないように思われる。実は最も多いのは、そのような状態ではないかと思われる。典型的なアスペの仲間の例を紹介する。

O君はまじめな中学生であるが、学校ではいつも孤立していた。彼は、幼児期に言葉の遅れがあり、療育グループに通った。幼児期から視線が合わず、母親から平気で離れてしまったが、このような傾向は五歳頃から急に改善し、年長組では保育園での生活に大きな問題はなくなり、友人もできた。小学校入学後、授業中に周囲の反応を考えずに行動をすることでしばしばトラブルとなった。クラス会の時に皆がざわざわしているのを非常に嫌い、教室から抜け出してしまう。しかしその一方で、先生が授業中に勝手な行動を慎もうと述べると、O君は挙手をして「○○は勝手に発言しました。消しゴムを投げました」などと皆の前でぱっと言ってしまうため、恨まれることが少なくなかった。三年生頃から激しいいじめを受けるようになり、小学校高学年ではクラスで孤立していて、同級生からの暴力的いじめが頻発した。

中学生になるとさらにいじめはひどくなった。友人は少数ながらいたようだが、周りが早くやめて帰りたがっているクラスの話し合いの時に、一人挙手をして些末な問題を持ち出すなど、周囲の感情から離れた発言を繰り返し、またなぜ自分の発言が周囲の反発を招くのか本人は理解ができずに被害的となるため、さらに周囲の反感を買うという状況であった。またこの頃、O君はファンタジーへの没頭もあり、テレビの主人公の物語の独語を繰り返しており、ぶつぶつと独語して、時には急に笑ったりした。

中学二年生になると、頭の中がボーとすると訴えるようになった。中学三年生になると、誰かに見られている感じがすると言うようになり、やがて、家にいても見張られているという感じを常に訴えるようになった。この時点で私は相談を受けたが、教室などのざわざわした中では「自分の悪口が聞こえる」と非常に嫌い、夜の不眠を訴えた。抗精神病薬をごく少量を服用してもらいこの状態は数ヵ月で軽快した。しかし被害的になったり耳鳴りがしたりという状況はその後も続き、また不快体験のタイムスリップも頻々と生じていたので服薬はしばらく続けられた。

このような妄想様・幻覚様症状を強迫症状と考える意見もあるが、少量の抗精神病薬が症状の軽減に非常に有効であり、また抗強迫剤が有効な症例は少ない。先に述べたように、どうもこのような症状は、他者の感情の読み違いの延長ではないかと思われる。また忘れてならないのは、O君のように彼らが激しいいじめや迫害を学校生活の中で実際に受けていることである。つまり、分裂病(あるいは強迫性障害)との連続はあるとしても、中核は生来の社会性の障害を背景とした反応性の精神病様症状ではないかと思われる。とくにやっかいなのがタイムスリップである。不快な状況はただちに過去の迫害的な体験を引き出してくる。これが妄想的な読み誤りの核となってしまう。前述のいじめが、深いこころの傷になっているのである。

もう一つの問題は、自閉的ファンタジーへの没頭である。先にふれた強迫との結びつきが大きいのは、むしろこちらの方である。高機能者には必ずと言ってよいほど、ファンタジーへの没頭が小学校高学年から青年期にかけてみられる。その多くは、アニメのキャラクターであったり、テレビの主人公であったり、また彼らの趣味の内容であったりするのであるが、ぶつぶつ独語を言ったり、一人で笑い出したりするので、分裂病の幻聴や妄想としばしば間違えられる。分裂病性の幻覚ときっぱり違うのかと問われるとあまり自信はないが、分裂病の幻覚のように外在化された体験ではなく、興味の限局の延長線上に展開された、こだわり行動の一部である症状である。この自閉的ファンタジーへの没頭は、先にふれた高機能者の精神病様反応とは各々別のものであるが、O君の場合にみられるように、両者が同時にみられることが少なくないので、よけいにわかりにくく、誤診を生むのであろう。

ある高機能青年である。外来を受診のたびに、彼は妙なことを言い出し私に詰問する。

「この病院は僕を実験台にしようとしているんだ！　先生は僕を抹殺しようと企んでいる」

うんざりしながら私。

「それなに？」

「昨日の火曜サスペンス劇場でした」

まったく予備知識のない医者が聞くと妄想にみられてしまうが、自閉的ファンタジーには必ずその元があるのである。

このように、高機能者の分裂病様症状の大多数は分裂病と考えにくいのであるが、その体験世界において、自閉症と分裂病とが完全に異なっているのかと尋ねられると、やはりあまり自信はない。先天性の発達障害と、後天性の疾病とでは病因や精神病理学的な構造が異なっていることは当然であるが、こと体験世界のあり方に関しては、よく似たところもあるのではないかとも思うのであるが。

成人したアスペたち

さて辻井氏が「アスペの会」のホームページを作ったことで、われわれは海外からの問い合わせを含め、多くの新たな知り合いを作ることができた。その中に、成人したアスペの大先輩たちが何人もいた。その方々は男性もいたが女性が多く、そして何と結婚をすでにしている人が何人もいた。

発達障害を中心に臨床を行っている少数の専門家が集まったときに、これまでにも結婚の話が出ることがあった。つまり生涯に一度は、かつて自分が幼い頃にかかわった自閉症のお子さんの結婚式という晴れ舞台に出席してみたいなあ、といった身勝手な願望である。

私自身、これまで自閉症という明確な診断を受けていて結婚をした青年には二名しか会ったことがなく、いずれもアメリカ合衆国においてであった。たとえば正常知能のある自閉症青年は、大学院を出た高学歴者であったが、対人関係の苦手さからクロークの受け付けとして働き、生計を得ていた。子どもはいないが仲の良い夫婦であった。しかし、彼らは二つのベッドルームをわざわざ借りて、夜寝るときには別々に寝ていた。はじめは奇異に感じたが、考えてみると自閉症者が結婚生活を送るためには、このような孤独を守る工夫が必要であろうと納得されたものであった。彼は、みずからいろいろなジョークを作り、社会の中で普通に人と付き合いながら生活をしていくための努力をしていることがうかがえた。しかし、わが国ではこうした既婚者にこれまでお会いしたことはなく、私にとっても長年の願望であったが、それがあっさりと実現してしまったのである。

ホームページで知り合って、Eメールを交わすうちについにゴールインしてしまった、共に専門職に就いて仕事に邁進しているアスペ同士のカップル、また自分でホームページを作って、子育ての一方でアスペの方々の相談を行っている主婦の方など、元アスペの大先輩たちが、ある日のアスペの会の当日に大集合して、交歓を行った。

なかでもPさんには驚かされた。彼女は翻訳家として仕事をしているのであるが、とても音に敏感な人で、現在でも彼女の前で公衆電話をかけるときには、「今からかけますよ」と断らないといけないのである。なぜかって？　公衆電話はかけ終わると「ピピー」と音がするが、この音が不意打ちで聞こえると、彼女はパニックを起こし手を噛んだり、場合によっては手で頭打ちを生じてしまうからである。彼女は幼児期から言葉の不均衡が許せないと感じていた。「『ある』は動詞なのに、『ない』は形容詞なのはなぜ？」と保育園の先生に食い下がったというから、先生も大変である。また「日本語はおかしい」といつも怒っていたという。発音がおかしいという。ローマ字で書くとわかるがたしかにイ・キ・シ・チ・ニの行は発音が変わるのである。たとえばサ行は、サ・スィ（si）・ス・セ・ソになるはずである。また「ン」は三つの異った発音があることをご存じだろうか。彼女は小学校入学前に自分で勝手な字を作って使っていたという。臭いにもとても敏感で、特定の香水はとてもではないが我慢できないという。また窓にブラインドが降りているのは、見ているだけで気持ちが悪くなるという。白と黒のコントラストが目に付いてしまうのである（Pさんご本人による補足。ブラインドのしましまは黒と白に見えているが、印象としては青とオレンジのパターンに見えてしまうそうである）。このPさんがまた結婚をしていて、お話をうかがう限りとても睦まじいご夫婦のようであった。もっともお家に二台のパソコンをおいて、Eメールで会話をしていることもあるというのであるが。ちなみに、別のアスペの大先輩の主婦の方に、この「Eメールでの会話」の例があると紹介したら、彼女は「その手があったか！」と喜んでみえた。

この年になると、滅多なことでは人の話を聞いて感動するなどということはなくなっていた私であるが、久々に「世は広い」と感動を押さえられなかった。こんな人たちが、これまでこの日本でも、ひっそりと人知れずに生きていたのである！　女性が多いのは理由があると思う。たぶん男性のアスペの方が、トラブルを起こす割合が圧倒的に多く、女性の方が受動型が多いためではないかと思う。大きなトラブルを起こさないだけ、周囲からあまり目立たず、ハンディキャップを抱えながらも、普通の人と同じように演技する術を学び、こうしてひっそりと今まで生活を全うされてこられたのであると思う。

きっとつらいことも多かったに違いない。これまでのこの方たちの歩みに敬意を表すると共に、もっと「アスペの会」が全国に広まって、早くから互いに助け合えるようになっていかなくては、と強く感じた次第であった。

テンプル・グランディン博士と森口奈緒美さんのこと

さてこうしたアスペの大先輩といえば、世界で最も有名な高機能自閉症の方が二名いる。一人は『自閉症だったわたしへ』を書いたドナ・ウイリアムズであり、もう一人は『我、自閉症に生まれて』

『自閉症の才能開発』を書いたテンプル・グランディン博士である。このお二人の中で、私は何といってもグランディン博士にお会いしたいと以前から強く思っていた。何よりも彼女のこれまでの努力とその成果が素晴らしいのである。

テンプル・グランディン博士は六歳の時、自閉症という診断を受けた。直接うかがったところによれば、すでに幼児期から著しい過敏性に悩まされ、たとえば母親にも抱かれるのを拒否したという。幼児期から言葉の遅れがあり、個別の言語訓練を受けてきた。自閉症という診断を受けた後も、その社会的なハンディキャップにより苦闘を重ねながら学校で学び続けた。彼女は一〇代になって、ある牧場を訪れた際、牛の予防注射の時に牛をおとなしくさせるために用いる締め付け機の中で、牛がとてもリラックスしているのを見て、彼女は自分用の締め付け機をみずから作った(!)。締め付け機の中でコントロールが可能な圧迫を受けると、自分の五感がとてもリラックスし、周囲を受け入れることが可能になると彼女は書いている。カレッジで心理学をおさめ、その後は動物科学の研究に従事するようになる。特に牛の知覚の特徴や感じ方について、彼女は一般人より容易に、しかも直感的にわかるのだという。こうして牧場の設計を手がけることになり、社会的に大きな成功を収めるようになったのである。

グランディン博士は、自閉症者としての特異な認知の仕方や、感性のあり方が、ある領域においては大きなプラスになることを示し、それを活用し、そして成功した最初の自閉症者である。とくに牧場の設計の分野でその才能をいかんなく発揮し、多くの特許を取得し、博士号を取得した。現在、全米の牧場の約半数において、博士が設計をした施設が用いられるという事業家として大きな成功をおさめ、またそのかたわらでコロラド州立大学の準教授として研究と教育に従事している。

またグランディン博士は、世界で最初に自伝を著した自閉症者でもある。『我、自閉症に生まれて』は世界中に翻訳され、自閉症独特の体験世界を伝えてきた。博士はその歩みの中で、みずから自閉症者であることを強く自覚をするようになり、自伝や評論など、自閉症者の側からのさまざまな発言をしてきた。特に一九九六年に記された『自閉症の才能開発』は自閉症者の独特の体験世界のあり方をあますところなく伝えており、自閉症に接するものにとって必読の書である。それによれば彼女はすべての思考を視覚的なイメージを操作して行っているのであるという。抽象的な言葉も、それに相当する視覚的なイメージに翻訳し、それによってはじめて理解が可能であるというのである。

一九九九年にも私はある学会の主催を引き受けることになった。この学会を主催するにあたり、私はぜひともグランディン博士に特別講演をしていただけないかとお手紙を出してみたところ、予想に反して博士は日本での講演を快諾をしてくれた。実はこの学会の日程等をめぐって、私のさまざまなミスが重なったのだが、博士は快くこちらの謝罪を受け入れてくれ、私は博士に対する尊敬の念をいっそう深めることとなった。とはいえ実際にお会いするまではどんな方なのかと本当に心配であった。「ホリデー・イン」しか泊まらないとか、スライドを無視して話してしまうことがあるとか、たくさんのガセネタが耳に入っていたからである。あとからうかがうと、これらはすべて事実ではあったが、いずれも「昔の話」とのことであった。博士は実に毎年毎年、着実な社会的成長を遂げてこられ、今も成長を続けていることが実際にお目にかかって明らかになった。

さらに私は、グランディン博士の特別講演だけではなく、わが国の高機能者にも登場をしてもらえないだろうかと考えた。日米の高機能者の対話という形になれば、グランディン博士の特別講演ももっと実りあるものになるのではないか。この企画を進めるにあたって、グランディン博士に太刀打ちできる日本の自閉症者は誰だろうと考えたとき、森口奈緒美さん以外には思い当たらなかった。

森口奈緒美さんは、先にもふれたが、わが国を代表する高機能自閉症者の作家である。森口さんの自伝『変光星』は日本人の自閉症者によって初めて書かれた自伝として、その衝撃的な内容とともに大きな話題となった。生来のハンディキャップもさることながら、学校での激しいいじめを乗り越えてこられた森口さんは、時に「日本のドナ・ウイリアムズ」とも呼ばれる。しかし森口さんの才能が、実は「物を書くこと」に留まらないことはあまり知られていない。森口さんは優れたシンガー・ソングライターでもあり、またグラフィック・アートの名手でもある。森口さんの作詞・作曲の唄をテープで聞いたときの衝撃は忘れられない。森口さんはしばしば、「autistic は artistic（自閉的とは芸術的）」とも話される。このように、わが国にも自閉症者としての特性をプラスに活かすことに取り組んだ方がおられたのである。「自閉的は芸術的」との言葉からもうかがえるように、森口さんの作品にはいつも巧まざるユーモアが漂っている。森口さんにもおそるおそる企画をもちかけてみたところ、これも予想外の快諾を得て、「日米高機能自閉症者の対話」が実現することとなった。

学会の当日とその後の牧場見学

さて学会当日は私にとってはまさに悪夢であった。参加者がこちらの予想に反して、とてもとても多かったのである。用意していた抄録集は一日目でなくなる、会場には入りきれなくなる、用意していた他会場へのモニターは依頼した業者の怠慢から音声がしばらく届かない、テレビ局も取材に来るなどなど、私は学会の後始末に終了後四ヵ月を要したほどであった。

だが驚かされたのは、この会にアスペの先輩方が十数人も「大集合」をしたことである。何人かにはこちらから声をかけていたということもある。グランディン博士や森口さんもみえるし、皆の交歓の場となるのは会の主旨からも良いことではないか。しかし成人のアスペの方々がこれほどの人数集まってしまうとは、まったく予想していなかった。私は二度、「世は広い」としみじみ思ったことであった。この方たちも、人のごちゃごちゃいる学会への参加はとても勇気のいることであったと思う。Pさんなど、サングラス、耳栓、帽子の完全武装でみえたのに、講演のタイムキーパーの「チン」というベルの合図にパニックを起こしそうになったり、会場のブラインドを全部開けて回ったりしていたのであるから。だが、それでもグランディン博士との出会いは、相互にとても感動的なものとなった（Pさんご本人による補足その二。Pさんは感覚遮断をしている「鈍感モード」とそうではない「敏感モード」を使い分けて生活をしている。ふだん人との交流の場では「鈍感モード」に入れていて、この状態では音刺激への過敏性はないが、人の話もバラバラになって後で再構成しなくてはならない。「敏感モード」の時は、不快刺激に悩まされるが、人の話はきちんと了解できる。この「敏感モード」の時に、不快刺激による混乱を押える方法が手噛みなどの一見パニックをおこして自傷に見える行為である。手を噛むことによって意識を速やかに元に戻すことができるとのことである）。

日米アスペ連合は、何と学会の懇親会の後でカラオケに繰り出したと後に聞いた。あとになってグランディン博士からは、たくさんの仲間に会えたのがとても感動的であったとうかがった。たまたま日本のアスペの方たちは英語は達者で、専門職に就いていて、結婚もしている人が多かったので、「日本のアスペルガー症候群の方は、みな英語ができて、専門職について、結婚をしている」と誤解したらしいということを辻井氏から聞いた。しかしながら「よい誤解」なので訂正はしないでおいた。

グランディン博士の特別講演は素晴らしい内容であった。彼女の講演はアインシュタインの写真から始まった。アインシュタインは言葉の遅れがあり、対人関係は不器用で一部でアスペルガー症候群ではないかという有力な意見があることは以前から知られている。グランディン博士は「優れた才能は異常なところがあります」と言葉を続け、次にアスペルガー症候群の例として示したのはビル・ゲイツであった。誰かって？ そう、あのマイクロソフト社のビル・ゲイツである。彼女とビル・ゲイツとを比較した雑誌記事を掲げ、彼女はビル・ゲイツは軽症のアスペルガー症候群と考えられる証拠をあげた。これは私には衝撃であった。ビル・ゲイツをそのような目で見たことはなかったからである。だが指摘されてみると、その能力の凸凹にはアスペ的なところが数多くあることは確かである。ひるがえってみると、これまでのわが国の教育は、平均九〇点の人間を作ることに汲々としていた感がある。だが今日、求められているのは、思いっきり尖ったところがある人材なのだ。ビル・ゲイツがどれだけ米国の経済に寄与したか考えてみるとよい。学校でトラブルメーカーとなっているアスペの子どもたちを大切にすることは、わが国の経済にも大きな利益をもたらす可能性がある、とあえて言ってしまおう。

彼女はついで、自分の「視覚で思考する」具体例をいくつもあげ、自閉症の子どもたちにとって良くない教室の例をスライドで示したが、これには参加していた教師たちから嘆息と失笑が漏れた。グランディン博士が良くない例としてあげた教室は、大多数のわが国の養護クラス、養護学校の教室のありようそのものであったからである。彼女の講演はとてもわかりやすく、具体的で、自閉症の子どもに接するうえでの基本がきちんと盛り込まれていた内容であった。そして彼女は、逐語通訳という時間が計りにくい講演であったにもかかわらず予定通りの時間できちんとまとめたのである。

そしてその後に続いたシンポジウムも、すばらしかった。何よりも主催者側の意図を越えて、日米の高機能者の共通のところと異なったところが、際だって明らかになったからである。診断の告知について、グランディン博士は「ぜひしてほしい。早くから知れば、克服が容易になる」と述べ、それに対して森口さんは「とても微妙な問題なので、申し上げられません」と述べられた。どんなかかわりが助けになったのかという問いに対して、グランディン博士は「自分は幼い頃から優れた先生にめぐり会った」と教師への感謝を述べ、森口さんは「どちらかというとかかわっていただかないほうが良かった」と述べられ、「常識辞典があれば良かった」と追加された。グランディン博士も、発言の中で「実は、自分も『目がものを言う』ということをつい五年前に発見した」と語った。それまで目に気をとられると、発言がわからなくなるので、目がメッセージを伝えることを知らなかったのであるという。彼女は本の中でそのことを知ったという。

森口さんの発言に会場は何度も大きく沸いたが、そのつどグランディン博士の発言との対比で「苦いもの」が残った。この二人が共通のハンディキャップを抱えており、一方ではグランディン博士が絶えず手をさしのべてくれる人がいて、グランディン博士自身の努力もあってそのようなハンディキャップを克服してこられたのに対して、森口さんはまさに孤軍奮闘で社会的な能力を獲得してこられたことがますます明白になったからである。日本の教育の根元的な問題がこれほど明らかになった瞬間を私は他に知らない。これは会場に居合わせた方々の共通の認識ではなかったかと思う。

学会が終了して後、東京でのセミナーをグランディン博士はこなされ、翌一日が休暇となり、私は博士を富士山麓の牧場にお連れした。これは学会への招待の時からの約束で、後から考えてみるとこのオプショナルツアーがあったからこそ彼女は学会への招待も喜んで受けたのではないかと思い当たった。そして牧場を訪れてみて、私は本当に驚かされた。牛や豚といるときの彼女のリラックスした表情。そしてなぜか牛もワッと集まってくるのである。彼女のほうも、牛にさわることとさわること。彼女は車の運転手をお願いした静岡大学の女子学生に、牛へのさわり方を講義し始めた。腕を牛になめられた学生は「ぎゃー」と言ったが、まあそれはよいとして、彼女がまさに〝牛の目〟でものを見ることができることをわれわれは目の当たりにしたのである。グランディン博士と実際にお会いしてみて、本当にチャーミングなすてきな人であった。自閉症のさまざまな障害を今日でも抱えながら、それを活用し、克服し、日々成長を続けておられるのである。

そしてアスペの子たちには、グランディンさんという目標が与えられた。

「みんな、大きくなったらグランディン博士みたいになろうね」

ちなみにグランディン博士とカラオケに行ったPさんに後日、この牧場見学の話をしたら、牛になめられるというところで彼女は体を折り曲げパニックになりかけた。牛のざらざらした舌でなめられると想像しただけで、ブチ切れてしまいそうになるようである。意地悪な私が「Pさん、グランディン博士のように牛とキスできる？」と聞くと、「人間の旦那とだってできないのに、できるわけないじゃない！」と怒られた（Pさんご本人による補足その三。唇のふだんから見えている部分のキスは大丈夫）。

アスペの会の成果と今後

「アスペの会」は大変なエネルギーを必要とする仕事である。だがこうして多くのアスペの子たちと接している中で、きちんと対応すればどのようになってゆくのかも見通しがたつようになってきた。

本章のさいごに、小学校時代は「あっぱれな問題児」であったQさんを紹介したい。

最初にQさんと会ったのは七歳（小学二年生）のときである。幼児期からマイペースで、周囲から常に孤立しており、幼稚園でも集団行動にはほとんど乗らず、一人で勝手なことをしていた。小学校入学後、授業に参加しないことが問題になった。教師の指示に従わず、いつも好きな本を広げている。たまに授業内容が本人の興味を引くものであれば参加するが、また次の時間には一人で別のことをしている。また放課後の掃除などにも参加しない。担任教師や同級生から集団への参加を強要されれば泣きわめきパニックになった。このような状態で紹介を受け、私の外来に受診し、診察の結果、アスペルガー症候群と診断された。

受診後もQさんのこのような行動は続いた。また同級生からの反発が強まり、同級生からしばしば非難や、時に暴力的な注意を受けるようになり、そのせいもあって、小学校二年生の三学期から散発的な不登校が生じるようになった。朝になると登校をしぶり、登校をしても授業には参加せず、教師の説得に対してQさんは「授業なんてつまらない。何で聞いてなきゃあならないの」ときわめて反抗的で、説得には応じなかった。

またこの頃からQさんは同級生のからかいや非難をうけるたびに、蹴ったり叩いたりと暴力的に反撃をするようになった。私は、登校や集団行動に従事できればシールをもらえ、シール三〇枚で好きな本を一冊買えるという行動療法を試みたが、Qさんは「お母さんがあたしをつろうとする」とのらなかった。「学校に行ってやっているのに、そのうえに何をしなくてはいけないのか」というのが彼女の言いぶんであった。治療者の「学校でみんなと一緒に行動ができなくては」という言葉に、この当時は「みんなと一緒にやるわけないでしょ。あんなくだらないことを」とまったく応じなかった。

小学校三年生になっても同様の状態が続いており、教室での着席ができないだけでなく、授業を無視して他の同級生に話しかけてトラブルになることを繰り返した。授業で不得意な課題が続くときには不参加はひどくなり、この時には頭痛を訴えるようになった。しかし成績は極端に下がることはなく、授業を受けていないのにテストを行うと、ほぼどの教科も七〇点前後は取れていた。精神安定剤ピモジド〇・五ミリグラムを処方し、また遊戯療法を開始した。学校の担任とは頻回に連絡を取り、強引に指導をしてもパニックを引き起こすだけであるので、穏やかな説得と、からかいやいじめへの対処をお願いした。また「アスペの会」を紹介したところ、この会へは彼女は進んで参加するようになった。母親は、「自分の子だけと思っていましたが、こんなにたくさんの方が同じ悩みを抱えてみえるのですね」と参加した感動を述べていた。

小学校四年生になると不登校はなくなり、授業でも時々はノートをつけるようになった。しかしむらがあり、担任教師は、着席できないときにどのように指導したらよいかと悩むことが多かった。また不適応の時に、同時に頭痛が生じることも続いていた。私は小学校高学年に対人関係の節目が訪れるので、強引にならないようにそれまで見守ってほしいことをお願いし、Qさんには授業に参加してゆくように説得を繰り返した。小学校四年生の二学期、授業中の離席を注意されたことをきっかけに大きなパニックを一回起こしたが、これを境に集団行動は著しく向上するようになった。学芸会へ初めての参加し、また三学期になるとみずから「ノートもそろそろつけなくちゃあ」と授業中にノートをつけるようになり、これまで不参加だった科目にも離席せず取り組むようになった。小学校五年生になると、集団行動は著しい向上をみせ、着席と授業への参加はほぼ完璧になり、パニックを起こすことは見られなくなったのでこの時点で服薬は中止した。小学校五年生の三学期、外来でも「はい、元気です」「ありがとうございました」などの丁寧語を用いて報告をするようになったのが観察された。小学校六年生は一度も休むことなく成績が上がってきた。

中学生になるとトラブルは皆無になり、テストでは学年で常に上位の成績をあげるようになった。友人は少なく放課後も一人で本を読むことを好むが、同級生に対して拒否的ではなく、また同じ部活の友人ができて、休日などに一緒に外出をするようになった。最近になって外来を訪ねてきたQさんに、音楽の成績が五段階評価で四にあがっていたことを誉めると、校内の合唱コンクールで声を出して歌ったのが評価されたのだという。「うちのクラスで声を出して歌ったのは六人しかいないんだよ。でも他のクラスよりまだいいんだ」と、彼女は中学校でクラスのみんなの「集団行動ができないこと」

を怒っていた。

たしかに中学二年生ぐらいになると、普通の子がおかしく（？）なってしまうのである。彼女の成長はうれしいが、それにしても、きちんとしたアスペの子に集団行動ができないことを憤慨される今の中学生は情けないとしか言いようがない。

「アスペの会」への参加を通してQさんも母親も多くを学んだことが語られている。会への参加は集団精神療法的に機能したものと考えられる。Qさんには多岐的な治療を併用したが、最終的には彼女が節目を通過し、「心の理論」を獲得してはじめて問題行動の激減が認められたのである。ただし学校と協力をしてのこれらの治療は、問題行動のエスカレートを防ぐうえでは大きな効果があった。


「アスペの会」は膨張を続け、ついにこれまでのような一ヵ所での開催は不可能になった。二〇〇〇年からは、アスペ・エルデ親の会の主催による地域での個別の開催となる。また全国のいろいろな地域で、独自の「アスペの会」が作られるようになった。長野など、発足と同時に六〇名が登録をしたと聞き驚嘆させられた。今までどちらかというときちんとした教育的な対応がなされてこなかったアスペの仲間たちが集うことによって、わが国でも、グランディン博士のように、その資質が社会に向けて発揮できるようになってもらいたいものである。

第4章

さまざまな発達障害の臨床

1　ダウン症の青年期退行

ダウン症候群というヤヌス

　ダウン症候群は染色体異常に基づく精神遅滞症候群の中で最大のグループであり、約一〇〇〇人に一人という罹病率をもつ。精神遅滞は知的障害が軽度であればあるほど、不可避的に気づかれるのが遅くなるが、周知のようにダウン症候群は独特の風貌があるため、出生直後にほぼ全員が診断を受けることが可能である。そのために発達障害の中では早期療育が最も早くから熱心に行われてきたグループでもある。

　ダウン症候群は大多数の児童が良好な対人関係をもつことが可能であり、非常に強固な母子の愛着を形成する。小さいダウン症の子どもを見ていると「お母さん命！」とばかりに母親に全身で訴え、素直で可愛い。療育に従事する保母が、健常児よりも可愛いと言うのは、ダウン症と脳性麻痺のおチビちゃんである。早期療育にも非常にのりが良く、いろいろな早期療育プログラムも開発されており、それらによって、コミュニケーションや運動機能などの発達の促進に良い影響があることが示されている。

ごく最近まで、ダウン症候群は短命であることが定説となっていた。年輩の小児科医であれば、普通の子どもであれば大した問題ではないと考えられる感染症に罹患したダウン症の児童が、急に重篤な状態になって生命の危機に至り、場合によっては亡くなられてしまったという経験をおもちの方は少なくないのではないかと思う。ダウン症候群には免疫系の弱さをもつ児童が少なくない。私は医者になった最初の数年間を小児科で研修を受けたが、右に出るもののいない臨床家であった山下（文雄）教授から、ダウン症には細心の注意をしろという指導をしばしばいただいた。

ところがダウン症候群の生命予後も、他の発達障害同様、近年非常に改善してきた。その理由は、寿命を縮める最大の原因になっていた先天性心臓病に対する医療的な治療技術が向上したことである。以前はダウン症候群の先天性心臓病への積極的な治療は躊躇する傾向があったが、最近は手術も迷わず行われるようになった。また先にふれたダウン症候群独特の免疫の脆弱性も、医療の進歩によってほとんど問題とならなくなってきた。つまり、はかない、か弱い子どもという従来のダウン症候群のイメージは、活発で元気な障害児へと一変することになったのである。

さてダウン症候群についての教科書的な記載を拾ってゆくと、とくにその性格傾向について矛盾する二つの記述がなされていることに気づく。一つは、純真、素直、優しい、協調的というもので、もう一つは頑固、固執傾向、融通がきかない、わがままというものである。この明らかに矛盾する性格傾向の記載は、実はダウン氏によるダウン症候群の最初の記載にさかのぼる。そして不思議なことに、ダウン症候群の療育に従事している方々がそのままこの二つの矛盾した印象を語ることが少なくないのである。池田（由紀江）らの精密な研究が示すように、一つの要因が知的能力にあることは疑いない。知的に高い場合には良い方の面が、低い場合には悪い方の面が前景に出やすいことは発達障害全般に言えることである。だがそれだけではない。

彼らに実際に付き合ってみると、二つの要素が絡み合っているように思われる。一つは対立した性格傾向というものの実は一枚のコインの裏表という場合である。一例をあげてみると、庭の木に水をやるというお手伝いを小学生のダウン症候群の子どもが始めたとしよう。毎日欠かさず水をあげて周囲から誉められる。すると彼は雨が降っていても、水をあげに外へ出て行くのである。もう一つは年齢による変化という要因である。すべてではないが一般的に、幼児期のダウン症候群は素直、協調的という評価を受けることが多いが、学童期後半から青年期以後になると、頑固、わがままという評価を受けることが増えてくる。コインの表の側面が裏側の側面に置き換えられたと言えるのかもしれない。

ダウン症候群は自閉症などに比べるとその良好な対人関係のため、療育が容易という印象を与えることが多く、またほとんどの場合はその通りなのであるが、その一方で指導の上で思いがけない手ごわさを示すところがある。その際たるものがダウン症候群の青年期退行である。この現象はずっと以前から知られていたが、いまだにその病理の解明には至っていない。

ダウン症候群の青年期退行

愛知県心身障害者コロニー中央病院の小児科部長を務める山中（勗）先生から私に、「ちょっと困ったダウン症候群の青年がいるのだけど診てくれないか」と相談がもちかけられたのは、すでに一〇年以上前のことである。染色体異常の専門家である山中氏が見いだしたのは、青年期に達したダウン症候群の中に、急激な生活能力の退行を示す一群が見られることであった。作業所の働き頭であった青年が、周囲が気がついたときには動作がスローになり、仕事ができなくなり、会話が乏しくなり、やがては入浴も食事も着替えも、何もかもできなくなってしまうのである。

ダウン症候群は医学的合併症が非常に多い。先に述べた免疫系の脆弱性、先天性心臓病だけでなく、それ以外の消化器系の内臓奇形も生じやすい。またこのような大きな先天性の問題だけではなく、さまざまな小奇形やマイナーな異常が見られる。たとえばダウン症候群には円形脱毛が生じやすいことが知られている。これは俗に言う「一〇円はげ」であるが、ダウン症候群の場合、しばしばバサッ！と毛が全部抜けて、スキンヘッドになってしまう。それがまたストレスとの関係が見え見えの抜け方をするのである。たとえば水が嫌いなダウン症候群の学童が、プール学習の前後になると、腹痛を訴えやがてどんどん毛がなくなってくる。先生はびびってしまい、腫れ物にさわるように接した結果、この子はすごく増長してしまった！

さて、やや関係があるのは頸椎の亜脱臼である。ダウン症候群は首の運動を支える第一頸椎（環椎）と第二頸椎（軸椎）の軸受けが先天的に浅く、ここが外れやすい。ここで脱臼を生じれば当然脊髄の圧迫を起こし、首から下の麻痺を生じてしまう。したがって、ダウン症候群の子どもは首を前方に強く屈曲させるようなマット運動は禁忌である。また甲状腺の問題も生じやすいことが知られている。甲状腺機能低下症が生じれば全身の代謝が低下し寡動や自発性の低下が生じることになる。さらに大きな問題は、ダウン症候群は老化が早く、中年以後にアルツハイマー病を生じやすいことが知られている。つまり老人痴呆を早期に起こす可能性があるのである。

これらのさまざまな可能性を念頭に置きながら検査を行ってみたが、いずれの検査にも退行を説明できるような大きな異常は示されなかった。アルツハイマー病にしても、いくら早いといっても、今まで報告された症例はいずれも三〇代から四〇代以後であり、二〇歳前の青年に生じるというのは早すぎる。また検査所見に、脳の萎縮とか、脳波の徐波化とか痴呆性変化を示唆する所見は見られない。

それでは精神科の病気の可能性はどうだろう。文献を調べると、後述するように以前から青年期のダウン症候群に精神病様の退行を示す一群があることが報告されているのがわかった。しかし、われわれの経験した症例については、はっきりした幻覚や妄想などないし、また分裂病の治療薬である抗精神病薬を用いても、ほとんどと言ってよいほど無効であった。ではうつ病という可能性はどうだろう。これも、一九七〇年代以後に、分裂病様の精神病状態を示したダウン症候群の青年に対して、抗うつ剤を用いて有効であったという症例の報告がなされていた。しかし、われわれの経験した症例では、抗うつ剤に対しても有効な症例はごく一部であった。では心因性のものだろうか。友人と喧嘩したとか、母親が入院したとかいったエピソードがあるものが半分ぐらいにあったが、明確な心因が見あたらないものも少なくなかった。また前述のような出来事があったとしても、この程度の問題でこの激烈な退行を説明ができるものではない。

やがてさまざまな治療方法を試行錯誤しているうちに、まずスルピリドという抗うつ作用もある抗精神病薬がやや有効であるのに気づいた。またアマンタジンという、本来はパーキンソン症候群の治療薬として用いられる、脳の賦活薬が良く効くことがわかってきた。もっとも各々単剤では不十分で、この二つを一緒に使うとより良い治療効果があげられることもわかった。しかしなぜこの組み合わせが効くのかよくわからない。薬理作用を考えてみても、アマンタジンは脳の中のドーパミンという脳内伝達物質の賦活剤であるが、スルピリドはその反対に、それを抑制する方向に働くのである。

私たちは一九八八年に一一例の退行症例の報告を行ったが、その後も症例の経験を重ね、これまでに約三〇例の治療を経験し、現在でも常時数例の青年期退行の症例の治療を行っている。しかしこうして治療経験を重ねるにつれてむしろ多彩な病像が明らかになり、一つの病因論でまとめることはもはや困難な状況となってきた。しかし症例によっては、長期の治療を通して病因的にほぼ結論が得られたものもある。そこでそのような症例を、一つの典型例として紹介してみる。

強制摂食によって劇的な改善をみたR

R君は、現在三一歳になるダウン症候群の男性である。彼は生後まもなくダウン症候群の診断を受けた。未熟児で生まれ、心室中隔欠損という先天性の心臓病があり、乳児期は弱い赤ちゃんであったという。しかしその後次第に元気になり、幼児期から早期療育をうけた。心室中隔欠損も自然閉鎖してしまった。早期療育の成果もあって、小学校入学前後には会話が可能となった。小学校は養護クラスに進学したが、通常学級への交流にも積極的に通った。R君は中学校も養護クラスへと進んだ。知的にはIQ約八〇を示し、義務教育を終える頃には、小学校中学年レベルの学力、いわゆる読み書きそろばんは、ほぼこなすようになった。中学校卒業後、公立の授産所に通い始めたが、彼はそこでも働き頭であった。やがて授産所では四人の同年代の青年の仲良しグループができて、四人で誘い合って休日などに一緒に外出をするようになった。

一七歳の頃、そのグループの中で対人関係の齟齬があり、メンバーの一人の女性からR君は非難されて涙ぐむことがあったという。一八歳、しばしばてんかん発作様の失立がみられるようになった。脳波検査を受けたが異常は認められなかった。一九歳、じっとうつむくことが増え、自発性がなくなり、しきりにふらつきを訴えるようになった。この時には生来の先天性眼振がひどくなり、また眼球の上転が見られることもあった。ちなみに先天性眼振はダウン症候群ではしばしば見られるマイナーな合併症の一つであるが、なぜダウン症候群に多いのかという理由はわかっていない。

R君のこの状態は徐々に進行し、やがて歩行ができなくなり、会話ができなくなりと典型的な青年期退行のパターンを示し、生活の全面介助を要するようになった。R君は近くの大学病院に入院し、整形外科、精神科、神経内科をまたがって、精密検査と薬物治療を受けた。しかし検査所見に大きな異常は何ら認められなかった。また抗精神病薬、抗うつ剤を含む薬物療法に反応せず、むしろ入院中に拒食が出現し、数ヵ月にわたり流動食以外は摂取できなくなった。とくに転院前の一ヵ月は、バナナとプリン以外は食べられなくなっていた。ちょうどこの頃、私はダウン症の青年期退行の症例の治療に取り組んでいる最中であり、R君は紹介され、われわれの病院へと転院して来た。

転院後、まずアマンタジンとスルピリドの投与を行ったが、しばらく変化がなく、拒食が続いた。しかしこの間の観察で、私は不思議な印象を受けた。どうもR君は周囲をよく見ているらしいのである。そこで私は意を決し、もちろんご家族の許可を得たうえであるが、強制摂食を一回だけ行った。看護婦さんと二人がかりで彼の上に馬乗りになって、無理に食事を食べさせたのである。すると次の食事から彼は、食堂のテーブルに自分で座り、自力で食事の全量の摂取が可能となった！　これをきっかけに食事、歩行、会話が徐々に回復してきた。歩行訓練などのリハビリを行い、やがてきちんと歩けるようになったので、約二ヵ月の入院治療で退院となった。こうして無事に退院に至ったのは嬉しいが、たった一回の強制摂食で改善するものなら、なぜ四ヵ月も拒食で粘ったのかと私はしきりに首をひねったものである。

その後、R君は再び授産所に通うようになったが、作業能力は以前の半分程度で、とくに月曜日にしばしば眼球の上転を生じた。このような日々が続くうち、二三歳の時に暴力をふるう授産所の同僚の存在を非常に気にするようになった。同時にしばしば強迫的な咳込みが見られるようになり、過呼吸が生じるようになった。さらにこの頃、突然に「無理にご飯を食べさせないでください」と言って涙ぐむなど前回入院時のエピソードの想起をすることがあった。タイムスリップ（第1章）のところで突然の過去の想起というエピソードがあった非自閉症の唯一の症例とは実は彼のことである。

やがて授産所の同僚から他害を受けたことをきっかけに数日にわたり、夜間のけいれん様の発作と後弓反張（体全体の後方への反り返り）が生じた。ご家族は驚き、急いで私に相談をしてきた。放置するようにご家族に指示したところ、この状態は一週間足らずで軽快した。しかし一ヵ月後同様の状態となり、体の硬直、首の後方への反り返りが生じた。これも放置のまま様子を見ると数日間で軽快、さらに数ヵ月後に再び同様の発作が生じたが、この時も治療的な特別の関与を行わず、数日間授産所を休ませただけで軽快した。その後授産所の部署替えをしてもらったところ、R君はほがらかになりよく笑うようになった。また徐々に会話や作業能力が向上してきた。

二七歳、ようやく退行以前の作業レベルに戻ったと評価をされるようになった。三〇代になった今も、ほがらかに元気に授産所に通っている。授産所は休むことはなく作業能力もまったく問題はないが、この数年ご家族と一緒に外出をすることは好まず、長期の休みの時にも「留守番をしているから行って来て」と言って動こうとせず、ご家族を嘆かせている。

ダウン症候群の青年期退行に関するこれまでの研究

ダウン症候群の青年期退行に関する文献を拾ってゆくと、すでに一九三四年、イールによって二名の緊張型精神病を呈したダウン症の症例の報告がされている。また一九四六年にはローリンが七三名中一七名に緊張型精神病が見られたという報告を行った。先にふれたように一九七〇年代になるとこれらの症例に抗うつ剤が有効であったという報告が登場する。一九七四年にケーガンらは二名の抗うつ剤が有効であった精神病のダウン症候群を報告した。またヤコブやタセは幻覚を伴った精神病性うつ病の症例を報告した。一九八六年に本城はダウン症候群の「破瓜病」（分裂病解体型）の報告を行ったが、この症例も抗うつ剤がある程度有効であった。その後ダウン症候群のうつ病の報告もなされるようになり、ドルティらは一七名のダウン症候群成人に七名のうつ病を報告した。さらにごく最近になってワーレンら、ラザルスらによって、これらのダウン症候群に生じたうつ病に対して、電気けいれん療法が有効であったという報告がなされた。

これらの報告はそのすべてではないにしても、症例を読む限り、そのほとんどはダウン症候群の青年期退行とほぼ同じ現象を見ていたことは疑いないものと思われる。

わが国では横田（圭司）と川崎（葉子）らによる多人数の退行症例の詳細な研究がなされており、現在のところこの研究が世界でもっとも進んだ研究であると思われる。横田らはまず行動分析を行い、ダウン症候群の青年期退行が、アルツハイマー病のダウン症候群とはまったく異なるパターンを示し、したがって異なった病因に基づくと考えられることを明らかにした。また脳の画像診断を含む最新の精密検査によって、さまざまな非特異的な異常は見られるものの、退行に結びつく異常所見は見いだせなかった。この青年期退行はダウン症の中の亜型というよりもダウン症候群に付随した生じやすい合併症と考えられると彼らは述べている。また転帰は非常にさまざまであり、比較的短期間に回復する者もあれば、退行から回復しないまま何年も経過する者も存在した。

横田らは最近さらに症例を増やし新たな報告を行ったが、その中で二つのタイプが混在するのではないかと示唆している。一つは知的障害が中等度以上のグループで、幼児期から過剰適応的に目一杯頑張っているダウン症の青年が仕事や対人関係で挫折をするというもので、こちらが青年期退行の典型であるという。もう一つは重度の知的障害をもち、もともとさまざまな固執や儀式をもっているダウン症が、青年期に至ったときに徐々に動きがなくなり、同時に突然の興奮なども見られるようになり、退行状態を呈するものである。横田らは前者は反応性のものであると考えられること、それに対し後者の病因は現在のところ不明であるが、より精神病に近いのではないかと示唆している。ただし横田らの報告ではこの両群ともスルピリド、アマンタジンの薬物療法がある程度有効であり、病因的に異なるのかどうかわからないところがある。

先に提示した症例は、横田らのいう反応性の群に属することは明らかである。少なくともこの症例に関しては、退行症状は転換性障害類似の神経症的反応と考えられる。退行は決して軽いものではなく、とくに一八歳から始まった最初のエピソードは歩行障害、緘黙、身辺の全面介助、拒食等の激しい退行症状から、純然たる心因性のものかという点は断定が困難であるが、しかし実に一回のみの食事強制をきっかけに軽快しており、またその後のてんかん発作様のエピソードも、むしろ放置することで重症化せず軽快している。どちらもきっかけは同僚の非難や、暴力など授産所での対人関係の齟齬であると考えられる。ダウン症候群の場合、このような些細なつまずきが非常に大きな反応を生じることが少なくなく、そのために機序がことさらわかりにくいのではないのかと思われる。こうした例がダウン症候群の青年期退行の全例に当てはまるとは考えにくいが、横田らの指摘するように、たしかに一つの典型ではないかと思われる。

このように、いまだにダウン症の青年期退行に関しては、よくわからないところが多い。しかし最近扱っている退行の症例では、苦労をしたという印象が乏しい症例が増えたことも事実である。何よりも早期に治療を行うことができるようになったからであろう。この現象があることが次第に知られるようになったので、退行をきたして数ヵ月から半年以内に紹介を受けることが増えた。

ここで、現在実施している治療を紹介しておきたい。私自身は外来では、とりあえずスルピリドとアマンタジンによる薬物療法を行う。個人差はあるが経験によれば両薬剤とも一〇〇mg程度は用いたほうが治療的な反応が良いようである。三〜四ヵ月の治療で退行が緩和され、元気が戻ってくるので薬物の漸減に移るが、両者とも三〇mgから五〇mg程度は維持量として一年間以上継続したほうがよいという印象を受けている。強引にならない配慮は必要であるが、なるべく外へ出て、普通の生活ができるように促し、いわゆる疾病利得が生じないように工夫することが治療的には有効であると感じている。

発達障害とライフサイクル

それにしてもなぜダウン症候群に退行が生じるのだろうか。そもそもなぜダウン症候群は二つの顔をもつのであろうか。先に、二つの性格傾向の年齢的な要因にも触れた。私が想起するのは、たとえば次のようなエピソードである。小学校二年生のダウン症候群の子どもが学校の朝礼の時に前に出て朝の体操をリードして喝采を浴びた。すると彼は、その後卒業するまでこの体操の指揮を続けたのである。小学校高学年になってからは、何度も周囲から注意を受けてやめるように言われたにもかかわらず。

人の発達を「ライフサイクル」という視点でとらえたのはエリクソンである。しばしば思うことであるが、それぞれのライフサイクルはそれぞれが完結したものなのではないだろうか。たとえば幼児の子どもたちの愛くるしさ、小学校高学年の男の子、女の子の輝かしさなど、おのおのは次のステップへの準備期間という要素と同時に、その時代、そのステップでそれ自体完成した存在という要素もあるのではないだろうか。そして次のライフサイクルに移行するためには、われわれは一度完成したその前の自分を壊して、再度作り直すことを求められるのであろう。言い方を変えれば、前のライフサイクルの自分が一度死んで、次の自分に生まれ変わることが必要なのである。そうであるからこそ、あまりに黄金時代を生きてしまった者には、次のライフサイクルへの移行が非常に難しくなってしまうのである。

ダウン症候群の幼児の可愛らしさ、学童のけなげさについては先にもふれた。彼らはいわば永遠の子どもである。だがそのようなあり方は青年期に至ったときに、むしろ彼らにとって大きなくびきとなってしまう。あまりに完成された子どもを過ごしてしまったがために、次のライフサイクルにおける不適応を生じやすくなってしまうのではないだろうか。そのように考えてみると、ダウン症候群が短命であることが常識であった時代には大きな問題とならなかった青年期退行が、ダウン症候群の長寿化とともに、今日急速に療育のテーマとして浮上したことも納得できる。

長寿時代を迎えた今日、幼児期からダウン症候群の児童にも、青年期以後を視野に入れた準備を行うことが求められるようになったのであろう。そもそもダウン症候群は不思議に周囲の過大評価を買うところがある。ストレスへの耐性を引き上げるなどの未来への準備を、より幼い時から行ってゆく必要があるであろう。しかし行き過ぎにも注意をする必要がある。そのことによって、幼児期や学童期があまりに準備のためのトレーニングになってしまっては本末転倒である。大学受験を目指して小学校低学年から学習塾に通い続けるのと変わらない状況になってしまう。未来のみにとらわれると、子どもから「今」の輝きを奪ってしまう。このことは障害児も健常児も変わりがない。

子どもという存在のある一時の煌《きら》めきは、あたかも幸福な恋のある瞬間のようである。もとよりそう長くはない人の一生には、それだけで十分に永遠ではないのかと、やや矛盾した思いにもとらわれるのである。

2 多動児あれこれ

多動児研究の歴史

多動はさまざまな発達障害、それから発達障害以外の要因でも生じる行動上の問題である。最近、学校教育においては、多動児の問題が大きく取り上げられるようになった。小学校年代で集団教育に乗ることができず学級運営を混乱させる、いわゆる「学級崩壊」の元凶としてにわかに注目を集めるようになったためである。しかし児童精神医学の臨床において、多動児は以前から注目をされていた。ここでは多動にからむ多彩な問題を取り上げてみたい。

中枢神経系の軽度の障害によって多動や衝動的問題行動を中心症状とする一群の児童の研究は、実に一九四七年、ストラウスの報告に始まる。彼は、州立の養護施設に在籍する児童の中に、多動性行動障害を示す一群の児童が存在することに気づいた。当初注目されたのは、主として周産期障害による脳の微細な損傷である。すでにこの当時、ベンダーによる児童分裂病（大半は自閉症児と思われる）におけるソフトサインの研究がなされていた。ソフトサインとは、古典的神経学的サインと異なって脳の異常部位を特定できない、たとえば「不器用」などの微細な兆候のことである。これらの研究はノブロックらによって微細脳損傷（Minimal Brain Damege: MBD）という新しい疾患単位としてまとめられた。

ＭＢＤは次のような仮説に基づく疾患概念である。周産期の脳のダメージは、重度の場合には児童が死亡し、中等度の場合には、精神遅滞、てんかん、脳性麻痺などの重度の発達障害を生じる。しかし、非常に軽度の場合には多動性の行動障害という発現型を示すようになる。その脳の軽度のダメージの存在はソフトサインによって調べることができるとする。その以前に多動性の問題行動を伴う情緒障害児に中枢神経刺激薬が著効するという報告がすでになされており、この研究の進展に伴って治療薬として積極的に用いられるようになった。一九六〇年代においてＭＢＤは、病因、症状、治療法の三者がそろった新しい疾患単位としてにわかに臨床の脚光を浴び、多動児への積極的な治療が行われるようになった。

ところが、脳障害の実在の有無についてはＭＢＤ概念の成立直後から多くの批判があり、特に脳障害の実在の有無については多くの批判がなされた。つまり多動性行動障害を呈する児童において、脳の損傷を示す明確な証拠がないこと、および大多数の脳の明確な損傷をきたした児童は逆に、多動性行動障害が必ずしも生じないことである。ダメージというよりも、脳の働きの混乱による病理ではないかと修正が行われ、ダメージという言葉が捨てられ、微細脳機能障害（Minimal Brain Dysfunction: MBDとなり、同じ略語となる）という概念が新たに作られた。

しかしこの新たなＭＢＤ概念にも曖昧という批判が絶えず、その一方でＭＢＤの概念の中に、さまざまな認知の障害、学習の障害、行動の障害の一切が含められ、その結果、五％から二〇％という高い罹病率が示されるようになった。一方でこのころに行われた最も低い罹病率の報告は、有名なラターらのワイト島の一連の疫学調査で、何と〇・一％という数字が出されていた。この差は定義のずれがあることを明確に示していた。一九七〇年代までは、この症候群を純粋に器質的に捉える立場から、情緒的な障害とみなす立場、さらにそれらの一切を原因に含める見解まで横一列に提出されていた。その後一九八〇年に、画期的な新たな診断基準として登場したアメリカ精神医学会作成の「診断と統計のためのマニュアル第三版（ＤＳＭ－Ⅲ）」において、このＭＢＤは病因的なニュアンスが除外され、純粋に行動的症候群として注意欠陥障害（Attention Deficit Disorder: ADD）の概念へ発展した。さらにこの障害のほぼすべてが多動を伴うということから、一九八七年の改訂版（ＤＳＭ－ⅢＲ）では、注意欠陥多動性障害(Attention Deficit Hyperacitive Disorder: ADHD）と呼称が変わった。現在用いられている国際的診断基準では、多動児はこのＡＤＨＤの概念によってまとめられている。

ＡＤＨＤの症状

中心となる症状は集中困難、多動、衝動性の三つであるが、もちろんこの三者には内的な関連がある。集中が困難であるためにごそごそとよく動き、また衝動的な行動に走ってしまうわけである。一つのことに取り組めず、途中で他のことに気がそれてしまう、またじっと座っていることができず、すぐに席を離れてうろうろし、隣の教室や場合によっては校庭に出てしまう。人の話をじっと聞くことが不得手で、話が終わらないうちに自分が話し出してしまう。また絶えず他人のじゃまをしたりちょっかいを出したりする。たしかに学級崩壊に関する報告を読むと、この症候群ではないかと思われる児童が含まれていることも少なくない。

衝動性については少し説明がいるかもしれない。彼らはしばしば、ボタンをパッと押してしまう。これはボタンを見て、何かな？　と思った瞬間にもう押しているのである。学校の非常ベルやデパートのエレベータ程度ならまだよいが、列車の停止ボタンを押したとなると、ただごとでは済まなくなる。極めつきの多動児であったある小学生が、学校の三階の窓からいきなり飛び降り怪我をするという事件を起こした。なぜそのようなことをしたのかと問うと、彼によれば「窓から外の景色を見ていて、飛び降りたらどうなるかなと思った瞬間には体は窓の外にあった」のだという。ちなみにこのエピソードに驚かれる方がいるかもしれないが、それほど珍しいことではない。かの『坊っちゃん』だってしているではないか。私は学校の三階以上の階から衝動的に飛び降りた「坊っちゃん」を複数人知っている。要するに行動にフィードバックがかからないのである。

それ以外の症状としては、不器用でこまかな運動が著しく苦手なこと（したがって字が汚く、球技なども不得手である）、また学習の遅れが生じる場合があることなどが一般的に見られる症状である。叱責を受けることが多いので、小学校の高学年になると情緒的なこじれに発展しやすいが、この問題は後述する。

ＡＤＨＤの罹病率は報告によれば一％から七％とばらつきがあるが、少なくとも三％ぐらいはいると言われている。私も自分の子どもの小学校の授業参観などに行った時、必ずクラスに一人ぐらいは「診断」が可能な児童がいつもいたので、やや乱暴な結論であるが、そのくらいの罹病率は日本でもあるのではないかと思う。

多動は発達障害にはよく見られる症状で、たとえば広汎性発達障害（自閉症スペクトラム）でもしばしば多動を伴うが、自閉症やそのグループとＡＤＨＤとが一緒に見られた場合には、より重要な問題である自閉症の診断が優先されるという取り決めになっている。これまでにもおりにふれて述べてきたが、発達の問題はさまざまな診断が重なることがあり、また特に軽度の障害では障害といっても性格傾向や、情緒的な問題と重なり合うことが大きな特徴である。多動児においても例外ではなく、後述するように情緒的な要因から起きてくる多動もあるので、きちんとした診断のためには、子どもの全体像を見ていく必要がある。

ＡＤＨＤの経過と治療

多動児の生育歴を見ると、未熟児をはじめとする出生時の問題があるものが多い。ふつう乳児期からごそごそとよく動き、始歩は早く始語はやや遅れる。幼児期になると興味が惹かれたものに向かって突進する傾向が顕著になり、迷子になった、交通事故にあったというエピソードをよく聞く。幼稚園、保育園の幼児教育の段階では「落ち着かない子」や「乱暴な子」という程度で大過なく過ごすが、小学校に入学すると着席ができない、教室から抜け出してしまう、いつもそわそわしていて先生の話を聞いていない、衝動的なトラブルや喧嘩が多いといったことが問題となる。また全員ではないが、二割から三割程度に著しい学習の遅れをきたし、いわゆる学習障害を合併する。しかし一般的に小学校三、四年生を過ぎると多動はがくんと軽減され、それまで多動に足を引っ張られてぱっとしなかった勉強の成績も上がってくる。

ただしこの間に決定的にトラブルメーカーとなっていたり、学習の遅滞をきたしていたりすると、この時期に至って行動が改善しても、自己イメージの混乱と低学力が残ってしまう。実際に非行少年の小学校時代の様子を聞くと、元多動児が実に多い。さらに最近、生物学的には多動が落ち着く小学校高学年の年齢になってからトラブルが多発する児童を多く見るが、この問題は後述する。

したがって治療の中心は、小学校低学年のハンディキャップをできるだけ作らないことに注がれる。幸い、多動児の約七〇％には薬物療法が有効で、抗多動薬として知られるメチルフェニデート（リタリン）など、覚醒系の薬物が著効する児童が多い。この薬はコーヒーを強くしたような薬であるので、常識的に考えればむしろもっと元気になるはずである。ところが多動児の多くに劇的な落ち着きをもたらすのである。したがってこの薬を用いて、「薬を飲んでボーッとしてしまった」という場合は著効しているのである。コーヒーと同様、夕方に飲むと不眠を生じるので、朝のみ一回の服用が原則である。また休薬日を設けるなど慣れを生じさせない工夫も重要である。それ以外には、抗うつ薬が著効する症例もある。

一般的な多動児の症例として、長年のお付き合いのあるS君の経過を紹介してみる。

S君にはじめて会ったのは三歳の頃である。言葉の遅れのために市内の母子通園施設に通っている時に出会ったのである。彼は言葉の遅れがあり、家族にだけわかる早口の言葉をごにょごにょと言うことが続いていた。また幼児期から不器用で多動であった。また人見知りが強く、母子分離では大泣きをして結局吐いてしまうのが常であった。四歳から保育園に行き始めたが、最初は別れ際に大暴れをし、いったん慣れると今度は勝手な行動が多く、教室からスーッと抜け出してしまい、ある日園からも出ていってしまって遠くで見つかるという事件が起きたため、先生がいつも一人ついている状態であった。年長になると、集団行動は向上したが、今度はよく喧嘩をするようになった。言葉も伸びてきて、知的には遅れがないので通常学級に進学した。

入学後、授業中の着席ができず、何か言いたいことがあると、先生のところに駆け寄ってしまう。友人とはよく遊ぶが喧嘩も多く、また算数の計算を指算を使わないとできないなど学習には苦労するようになった。二年生になると、テストでは三〇—五〇点以下で、勉強が難しくなると頭を叩きながら「僕は世界一の馬鹿だ」と言って泣き出してしまうようになった。これまでご両親は薬物療法に消極的であったのだが、私の説得でこの時点で服薬（メチルフェニデート六㎎）を開始した。この薬物療法は著効をし、著しく学校での態度は改善され、また学習の成果も上がるようになった。授業中ごそごそはしているが、唄を歌いだしたり離席したりということはなくなり、テストも平均六五点ぐらいは取るようになった。小学校三年生の知能検査では言語性ＩＱ八〇、動作性ＩＱ九二、全ＩＱ八五という結果であった。ただし知能検査の下位項目のばらつきは著しく、最も高い「理解」は評価点一五に対し、最も低い「知識」は評価点二という状況であった。

小学校四年生になると、算数の成績はよく一〇〇点を取ることもあるが、国語は二〇点とか、得手不得手の科目がはっきりしてきた。とりわけ漢字が苦手で、母親がつきっきりにならないとできない。不得手な科目はやること自体を嫌がるようになり、母親がついてやっとこなしているという状況であった。しかし友人関係はとてもよくなり、仲良しさんもできていつも一緒に遊ぶようになった。五年生になると成績が上がってきた。苦手な漢字でも五〇点は取るようになったので、この時点で継続的な服薬は止め、テストや行事の時だけの頓服に切り替えた。

中学生になっても頓服的な服用を続けた。学習も部活にもまじめに取り組んでいると教師から評価を受け、友人との交流も問題はないが、成績は振るわず、五段階評価でオール二ぐらいの成績を取るようになった。高校は地元の高校に何とか合格することができた。この時点で服薬を完全に止めた。S君は高校では波乱がなかったわけではないが、だいたい中くらいの成績を維持することができた。S君は自信を失いやすいところが残っていて、何かにつまずくととても落ち込み、昔ながらの「自分は世界一の馬鹿だ」が出てしまうことがある。しかしこのような時には、家族の励ましを受け、また私の外来を訪れ、気持ちを切り替えるのである。高校生の後半では、このような落ち込みの程度が徐々に軽くなり、少々のことなら自分で処理ができるようになってきた。S君は高校卒業後、専門学校に合格し、家を離れて生活をするようになった。現在では、休暇の時に私の顔を見に外来を訪れる状態である。落ち込みやすいところはあるが、まじめなこころの優しい好青年である。

S君の場合は、一般的なＡＤＨＤの通常の経過であると思われる。そしてS君のこのような経過をみると、多動そのものよりも、それに付随して不可避的に生じる情緒的なこじれの方が大きな問題であることがおわかりいただけると思う。

多動と情緒障害

情緒障害と多動とのからみについては二つの点で注意が必要である。一つは多動と情緒的障害は、互いが互いの原因とも結果ともなりうるという事実である。情緒障害が原因となっている多動の代表的な例は、子ども虐待に見られる多動である。子ども虐待に関してここで詳述をすることは避けたい。だが虐待児は今や児童の一％前後と考えられる。私は学校の教師から五分と着席できないということで相談を受けた児童が三代にわたる（祖父↓父親↓本児への虐待）虐待児であった例や、学習障害のメッカとよばれる医療機関で非言語性学習障害と診断を受けていた虐待児の例を経験したことがある。今日、虐待は予想以上に多い普遍的な問題であり、多動児の背後に虐待がないかどうか気をつけてみる必要がある。

もう一つが、多動から情緒障害へと移行する場合である。多動児の幼児期から小学校低学年のエピソードを聞くと、投げたものが偶然人に当たったとか、突進して人をはねとばしたとか、悪意のないトラブルが多いが、徐々にはっきりした攻撃行動になることが少なくない。それも非常に類似したパターンが見られ、ものを隠す、唾を吐きかけるとかいった嫌がらせが多いのである。おそらく小学校中学年までは、彼らはまだきわめて不器用なので、正面対決では負けてしまうからなのではないだろうか。このような嫌がらせや攻撃行動が頻回に出たときには、子どもの自己イメージがこじれ始めた証拠であり、迅速な対応が必要とされる。

さらに最近は、先にふれたように、一般的な多動児では行動が落ち着いてくる小学校高学年から、むしろ問題行動が多発する児童が多いという印象を受ける。小学校低学年から多動で落ち着かなかったが、小学校高学年になるとはっきりと教師に反抗するようになり、特定の教師を非常に嫌い、学校でその教師と喧嘩を繰り返す（小学生が！）といった具合である。実は国際的な診断基準ではこのような状態の児童にはちゃんと診断名がついており、反抗挑戦性障害という。頻回に癇癪をおこす、大人と口論をする、規則に従うことに積極的に反抗する、故意に他人を苛立たせる、意地悪をわざとする、他人をわざとからかうなど。しかし盗みや恐喝などの明確な反社会的行為（行為障害：非行）までには至っていない児童である。実はこの反抗挑戦性障害と、行為障害は、現在のところ国際的診断基準ではADHDと同じ大分類に含められており、「注意欠陥および破壊的行動障害（Attention Deficit and Disupruptive Behavior Disorder）」と呼ばれている。注意欠陥多動性障害の大多数は軽度の発達障害に属することは間違いないが、この症候群は病因を特定していないので、同じ行動的な特徴をもつグループと言うことで、これらの破壊的行動障害と一緒にさせられたものと思われる。

ところが先に述べたように、破壊的な行動へと横滑りするグループが最近目につく。小学校低学年でADHD、高学年で反抗挑戦性障害、中学生になると行為障害（非行）と出世（？）してゆく一群の子どもたちがおり、これを破壊性行動障害の行進（DBDマーチ）と呼ぶ。調査によればADHDの約二割が反抗挑戦性障害に移行し、そのさらに三割が行為障害に移行する。したがって掛け算をすればADHDの六％ぐらいが非行に横滑りすることになる。このグループも虐待の既往がある児童が少なくないが全員ではなく、虐待の既往がなくともＤＢＤマーチに至る例が見られる。

中学生になってはじめて相談に訪れた青年であるが、彼は幼児期から多動で突進をし、頻回に迷子になった。また二歳頃から突然乱暴を働くなど衝動的なところがあり、父親からは強く叱られることが多かった。幼稚園では多動ではあるが集団行動は何とかこなしていた。人なつっこい反面、緊張しやすく、行事の時にトラブルが多いので我慢するように強く言われ、その結果頻尿になるという状態が続いていた。小学校入学後、着席は可能であったが落ちつきがないことがしばしば指摘され、また忘れ物も非常に多かった。また他の子どもをいじめて先生に叱られることもよくあったという。小学校三年生の時に、担任教師から本人にとっては理不尽な叱られ方をした。それ以来教師に対して信頼を失ったようで、いつか教師をやっつけてやると公言するようになった。小学校五年生では初めて教師に正面から反抗し喧嘩となった。小学校六年生、部活の教師に怒鳴られたことをきっかけに不登校になる。その後、散発的な登校のまま卒業となった。

中学校一年生も不登校の状態であったが、二学期になるとわざと校則違反の服を着て登校し、登校すれば必ず教師に反抗し、教師と喧嘩をして帰るという状態になり、家でも暴れるようになった。その後、暴走族に入り夜のバイク暴走に加わるようになった。また昼夜逆転の生活をするようになり、この時点で初めて医療機関に相談に訪れたのである。

多動児は小学校低学年で周囲には明確に気づかれている。しかしそのまま放置された場合に、自己イメージが損なわれ、その一部が反社会的な問題へと行進をしてしまうのである。とくに青年期に至ってしまうと治療はとても難しくなる。マイナスの価値が逆転して半端じゃない突っぱりなど自我肥大が起きてしまうからである。先に述べたように、多動児には約七割が薬物療法が有効であり、できれば小学校低学年にきちんとした治療を行えば、大多数の症例において非行への横滑りは防ぐことができるのではないかと思われる。

トットちゃん症候群

ＡＤＨＤが病因を特に規定していないことは先に述べた。多動を引き起こす原因にはさまざまなものがあるが、情緒的な不安定以外にも、ありあまる好奇心が多動の原因となっている場合が稀にある。たとえば『窓ぎわのトットちゃん』のトットちゃんは明らかな多動児である。だが通常のＡＤＨＤの児童と異なる点は、高いエネルギー水準と高い好奇心のためにゴソゴソと落ち着かず衝動的だが、その一方で熱中したときの集中力はとても高く、また聞いていないように見えても片耳でしっかりと聞いていて、のちに本が書けるくらいにきちんと記憶していた点である。

この高い好奇心に基づく多動は、学習の遅れがないことや私の外来の資料では男女差がないこと（一般に多動児の男女比は六対一とも九対一とも言い、圧倒的に男の子に多い）など、一般の多動児とは少し異なる点があり、私はひそかにこの群をトットちゃん症候群と呼んでいる。代表的な例を紹介する。

Ｔちゃんは可愛らしい巻き毛の女の子である。彼女は仮死状態で生まれたほかは大きな問題はなかった。しかし幼児期から実によく動く子で、よく転び、けがが絶えなかったという。Ｔちゃんはとても人なつっこい子であったが、その一方で「分解魔」であった。この行動はすでに幼稚園の頃に始まっている。新しいおもちゃを与えると大喜びするのはよいのだが、動くおもちゃなどはその中身を見たがって数日以内にバラバラに分解してしまうという！　こういう時は何時間も熱心に取り組んでいるのである。家の時計を分解してしまったこともあり、またお父さんの懐中時計を分解してしまったこともある。Tちゃんいわく「古い時計はあるところまではきちんと分解できるのよ。でもね、どこかでスプリングがはずれてワッとはじけてしまうとね、もう元に戻らないの」（これは当たり前のような気がするが……）。幼稚園の古いオルガンをこっそり分解して元に戻らず、たいそう叱られたが、それからは幼稚園にドライバーを持参するのを禁じられた（！）という。このころになると彼女の「分解魔」ぶりはすでにすっかり有名になっていて、Tちゃんがお友だちのおもちゃもしばしば分解してしまうことが問題になっていたからでもある。

幼稚園で平仮名は読めるようになり、小学校に通うようになっても学力の問題はないが、授業中に絶えずモゾモゾと落ち着かなく、隣の子にちょっかいを出して先生に叱られることも多いので、われわれのところへ受診して来たのであった。

Tちゃんは、知的にはＩＱ一二〇以上を示し優秀と判定された。このタイプの多動児は、どうも行動コントロールを強く要求するとかえって授業への集中が悪くなるようである。年齢が上がってくるにしたがってトラブルは減ってくるので、また先に述べたように学力の問題はまったくないので、トットちゃん症候群に関してはは無治療でもよいのではないかと思うこともあるが自信はない。

多動クラブ

自慢ではないが私も幼児期にはきちんとした多動児であった。それもトットちゃん症候群よりもっと一般的な多動児ではなかったかと思う。幼児期には迷子もあり、突進しての怪我もあり、転んで風呂釜に足を押しつけてのやけどもあり、学校でのトラブルもありと、トラブルメーカーであった。もっとも私の回りには元多動児で、今も多動な人が実に多い。友人の若手の研究者であるI氏は幼児期から「突進をするI君」ということで有名であったという。共同研究者のT氏も極めつきの多動な人である。また自閉症研究で有名な尊敬するK氏も私の観察では元多動児である。多動児の研究で有名な小児科医M氏も子どもの頃、お風呂屋さんで女湯に駆け込んだというエピソードを宴会の席で聞いたことがある。この人たちは皆々、多動で落ち着きがなく、「うっかり」がとても多く、字が汚く、そして女性にはもてない（女性に対しても不器用なのだと思う）。

私はこれらの人々を「多動クラブ」のメンバーと呼んでいる。多動はうまくすれば生産的に働くが、状況によっては不適応を生じやすく、その差はかなり微妙なものであると思う。もし私の外来に幼児期の自分が受診したとしたら、私はまったく躊躇なくリタリンの処方をすると思う。今に至るまで低い自己評価と、勉強嫌いを残してしまったのであるから。ふだんは幼児期のことはあまり思い出さないようにしているが、外来で多動児に出会うと、お話をうかがいながらやはりほろ苦い気分になるのが避けられない。

3　二人のトゥーレット症候群

トゥーレット症候群

多動とチックはしばしば一緒に生じる問題である。元多動児の私は、中学生ぐらいまでチックがあった。この両者は生物学的な病因もかなり類似した部位に推定されている。

ＡＤＨＤの生物学的な基盤は覚醒の水準や行動のモードをつかさどる神経経路における、ドーパミンを神経伝達物質とする化学的装置の機能の未熟さが中心の問題であることがわかっている。純粋にドーパミン系だけの問題ではなく抑制系のニューロンであるセロトニン系も深く関与しているらしい。そしてチックもこのドーパミン系とセロトニン系のバランスの崩れが中心の問題であることが明らかとなっている。だからこそこの両者は一緒に生じることが少なくないのである。

ちなみにチックは、自閉症にもよく合併する問題であり、どうもほぼすべての精神科の病気が、プログラムの中枢である前頭葉と、そのすぐ背部にある感情の中枢である大脳辺縁系、さらにその背部の大脳基底核と脳幹、このあたりのニューロンのドーパミン系を中心とする化学装置のバランスの乱れが関与するようである。またチックは、生物学的な問題だけではなく、情緒的な状況の強い影響を受けることが知られている。たとえば、厳しい教師にあたり、よく叱られ、緊張している子どものチックは一挙にひどくなるが、夏休みに入って彼がリラックスすると急によくなり、そして二学期になって運動会の練習でしごかれるとまたワッとひどくなるといった具合いである。

このようにチックは、生物学的な基盤と情緒的な状況とが掛け算となって現れるという、児童ではしばしば見られるタイプの問題の一つである。そしてそれゆえに、生物学的な基盤と情緒的な問題とが互いにどのように絡み合うのかを示す恰好のモデルともなる。通常のチックは、目をぱちぱちするとか肩を揺するといった運動性のチックと咳払いのような単純な声出しチックが多く、このレベルのチックは非常に一般的なものである。しかしチックの中でも全身の激しい運動性のチックと、激しい声出しチックが頻回に見られ、日常生活に支障をきたすという重症のものがあり、これがトゥーレット症候群である。ここで取り上げるのはこのトゥーレット症候群の二人の少年である。この二人は、同じ問題があり、年齢も似通っており、入院治療を必要とした点も同じであったが、その後の経過はとても異なり、その理由を考えさせられた。

多動とトゥーレット症候群を合併したU

Uは幼児期から極めつきの多動児であった。手を離すとどこかへ行ってしまい迷子を繰り返した。

実に一歳半の時に、よちよち歩きなのに走って転倒し、顎の縫合を必要とする怪我をしたというあっぱれなエピソードがある。始語は一歳であったが言葉の発達はやや遅く、三歳でようやく会話が可能となった。人見知りはなく、見知らぬ人についていってしまうこともあった。二年保育で保育園に通ったが、ここでも集団行動は非常に苦手であった。

チックの最初のエピソードは保育園の頃である。まばたきチックが出現したので、園の先生の勧めもあって近くのクリニックを受診し服薬をした。チックそのものより多動などの問題行動のためであったようで、薬はよく効いたという。小学校に上がってからも集団行動の問題は続いた。授業中の着席はかろうじて可能であったが、衝動的な喧嘩が散発的に生じており、廊下を走らないといったことから、人のものを黙って持ち帰らないといったことまで、ルールがなかなか守れず問題となることが多かった。しかし小学校三年生まで成績の落ち込みはなかった。

小学校四年生になって、学芸会の練習をきっかけに多動、チックが激化した。力んで動作を行うのでボタンを引きちぎる、食事のつどごはんを食べる前に箸を噛み折る、コップのお茶を飲む前にこぼす。やがて激しい奇声と唾吐きが出現し、イライラが増し、少しむかつくと大声を出し、またすぐに人を叩いたり、椅子を投げたりするようになり、授業中五分と着席していられなくなった。

このような乱暴な行為に対して教師が注意すると、Uは暴れ回る状態となった。時にはガラスを素手で割り、割れたガラスに両手の拳を打ちつけるといった激しい自傷が生じ、母親や兄弟への乱暴もエスカレートした。学校から紹介を受け、私が最初にUに会ったのはこの時点である。外来治療を開始し、抗多動剤をはじめとするさまざまな薬物療法を試みたが一向に改善せず、小学校五年生の二学期からは不登校の状態となったため、ついに入院治療に踏み切った。

当時私が勤務していた大学病院の精神科の病棟には児童規定という決まりがあって、一五歳以下の患者は一割、原則として最大五人までと決められていた。あっと言う間に一〇人以上になってしまうのが実状であるので、これは私にとって大変に困った規定であったが、病棟サイドになってみると当然と言わざるを得ないことも事実であった。当直をすると消灯時間を過ぎても病棟でいろいろトラブルを起こし、看護婦さんたちを困らせている皆が皆、自分の患者（つまり児童の）なのである。

私は病棟ではもっとも評判の悪い医者の一人であったが、Uもこの悪評をせっせと増した一人である。若い女性患者をからかい、注意されたり叱られたりすると口喧嘩となる。あげくの果てに衝動的に殴る蹴るの大暴れをして数人がかりで隔離室に収容してしばらく罰に一人で過ごすというトラブルを繰り返した。一度ほかの患者さんのライターを盗み病棟においてあった新聞に火をつけたという青くなるようなトラブルがあり、私は隔離室に施錠をして数日過ごしてもらうというペナルティーを彼に課したが、今振り返ってみるとよくぞ病棟が置いてくれたものである。

脳波検査では、当時、Uの脳波は年齢に比べると著しく遅い波しか見えず、衝動コントロールの悪さもやむを得ないとつくづく感じさせられた。そうこうするうちに、チックの治療薬としてクロニジンという本来は心臓病に用いる薬が有効な例があるという報告があったので、抗てんかん作用のある抗多動薬カルバマゼピンと、抗チック薬である強力精神安定剤ハロペリドールにこのクロニジンを加えてみたところ、ちょうど彼のいたずらや衝動行為に対しても入院治療の成果が出てきつつある時期であったためか著効し、衝動的なトラブルは入院三ヵ月目にして激減し、退院することができた。

退院後無事に復学したが、奇声を止めるために舌を噛むといった自傷がまだあり、母親や兄弟への乱暴な行動もあり、家庭にいてはまたトラブルが起きるという家族および本人からの訴えがあったので、Uは小学校六年生の春からC学園という私立の情緒障害児治療施設に入所することとなった。クロニジンは入所と同時に中止し、カルバマゼピンとハロペリドールの処方となった。

Uは入所したはじめの頃こそ喧嘩があったり、小学校一年生の女の子を泣かせたり、壁を壊したりということがあったが、すぐに落ち着き、スポーツに勉学に熱心に取り組むようになった。

集団行動は相変わらず苦手で行事のたびにチックが増悪したり興奮したりしたが、これも徐々に向上し、中学生になるとC学園のリーダーの一人となった。スポーツ大会でも優勝の立役者となり、三年生では二つのクラブのキャプテンを務めた。チックも目につかなくなり、乱暴な行動もなくなったため、自宅から地元の高校に通うこととなった。高校入学後は緊張しやすいところはあるものの、大きなトラブルもなく経過し、薬も徐々に減っていった。そして三年間がすぎ、Uは大学を受験し志望大学に見事に合格した。ご両親はあらためて挨拶に訪れ、「高校入学さえもずっと無理だと考えていたのに……」と涙を流された。チックはほとんど見あたらないが服薬はまだ続けている。しかし量は非常に減り、入院中の数分の一の量である。

トゥーレット症候群と家庭内暴力を生じたV

Vは教育者のご両親の長男として生まれた。お父さんは休日も出勤する多忙な毎日であり、お母さんは教師として働いていたが、同居していた祖母が病気で倒れたため仕事を辞めた。しかし、その後もパートで児童福祉の協会の役員を務め、週に何度かは夜の会議に出て家を空けることが多かった。

Vは生後二ヵ月から保育園に通った。癇が強い赤ちゃんで、夜泣きがひどかったという。四歳頃、保育園への行き渋りがあった。多動はなく利発なよい子という評価を得ていた。小学校まで指しゃぶりがあったが、入学前後になくなった。

しかし同じ頃にVのチックは始まった。はじめは首を前後に動かす、肩を揺するといった動作がみられた。家族は、目に余るときは注意をしていたようである。またお父さんは躾には厳しい人で、手をあげることもよくあった。Vは優等生で、クラスの中ではリーダー的な役割を常に果たしていた。チックは行事のたびに良くなったり悪くなったりを繰り返したが、小学校三年生までは、あまり目立つことはなかった。

小学校四年生頃から徐々にひどくなり、人が言った言葉や漫画のせりふを繰り返す声出しチックが出現した。やがて小学校五年生になると「セックス」などと卑猥な言葉を繰り返し言うようになり、周囲の者が困惑するようになった。これは汚言症といいトゥーレット症候群の主な症状の一つである。小学校六年生になると学校で周囲がはっきりと迷惑がるようになり、かかりつけの小児科から紹介を受けて私の外来を受診した。チックというのは心理的な状況で言えば、気持ちの支えが不十分で背伸びをさせられているときに増悪する。本人にそのあたりのことを尋ねると、母親が週に二回夜に会議で家をあけてしまうのがいやだと述べた。外来治療を開始しハロペリドールを処方した。この服薬自体は有効であったが、チックが出ないとむしろ背中が重く熱いと強い苛立ちを訴えるようになった。

さらに見知らぬ人から「うるさい」と注意されたことをきっかけに、大声のチックが止まらなくなって声が枯れてしまい、また全身をガクガクさせる激しい運動チックが出現し、ついに登校ができなくなった。このためVも入院治療が必要となった。

Uとは違い、Vは入院中、チックを除けばトラブルはなかった。薬物のコントロールを行い、二週間目頃から軽快したため入院一ヵ月で退院となった。しかし退院後一〇日もたたないうちに再び激しいチックが出現するようになり、一ヵ月後には再び登校が困難になった。そうこうするうちに兄弟が、母親がVの世話ばかりすると強く不満を訴えるようになり、やがて兄弟が椅子で殴りあって双方怪我をするといった激しい兄弟喧嘩が繰り返されるようになった。これはそのままVの母親に対する激しい家庭内暴力にエスカレートした。

また口の中を手でひっかく、顔を自分で殴るなどの自傷も見られるようになり、さらにお金をしきりに欲しがり、本や玩具の万引きを繰り返すという、今までの優等生ぶりが信じられないような変化を示すようになった。こうした行動の背後にうかがえる両親への甘えと、今までその甘えを十分に受けとめてくれなかったお母さんへの怒り、そして学校に行けないという焦燥とがゴチャゴチャになった状態で、Vの激しい家庭内暴力は続き、二回目の入院を余儀なくされた。二回目の入院では、不安、焦燥が強く周囲への暴力も出現したが、抗うつ剤の処方によってチックそのものはひどくなったものの、粗暴行為は落ち着き退院となった。

この時点でVは中学校に進学したが、ただちに不登校となり昼夜逆転の状態で家に閉じこもるようになった。しかし同時にVは、みずから拳法道場の門を叩き、ここにだけは熱心に通い始めた。この拳法道場に週に一回行く以外は楽しみはなく、しばらくはおとなしくしていても、徐々にイライラして多額のお金を要求し、それをきっかけに再び激しい家庭内暴力に至るということを繰り返し、一年間にさらに二回の入院治療が繰り返された。この間お母さんに対しては、いつも側にいることを要求し、いろいろ高価なものを買わせたりする一方で、激しい暴力をふるったり、また蛇を捕まえその首を切り皮を剝いで母親に投げつけたりと、依存と攻撃とが混同した状態が続いていた。

Vはチックのためにいつも力んでおり、動作に力が入るのでボタンをちぎってしまい、またしばしばガラス戸を素手で押して割ってしまった。またさまざまな儀式行為が出現しており、自傷も継続していた。母子分離が必要と判断され、情緒障害児治療施設への入所が検討された。Vは入所すると言いつつも、入所予定の直前になるとまだ気が進まないと回避することを繰り返した。

この時点でエルドーパというドーパミン系の賦活剤を併用し始めたところいくらか有効であり、またVに対する対応をより行動療法的に変えて、極力家族を巻き込まないように介入をはかった。それに加え本人自身の成長もあって、中学二年生になると激しい家庭内暴力は徐々に見られなくなった。中学校の三年間を通してVは登校できなかった。しかし拳法だけは熱心に続け、見違えるようにたくましくなった。Vは中学校卒業を前にして、定時制高校への進学を決意した。少し長いが、彼の卒業時の作文を紹介したい。

「かの剣豪宮本武蔵はいっていました。『我事において後悔せず』と。私はそんなことは一生できないだろうと思っていました。なぜなら私の中学校生活は後悔と不安とイラつきの中にあったからです。

私は中学校には行っていません。前からあった病気がひどくなり、学校へ行くのがつらくなって行かなくなってしまったのです。その病気、トゥーレット症候群のおかげで色々な事がありました。家庭でのトラブルなどいつものことで、四回も入院していました。

別に知能的にも普通の人となんら変わりもなく、ただ体が変に動いてしまったり変な声が出るだけの変な病気なのです。入院の時はすごく不安だったのですが、最後に入院したときに、すごく重い病気で入院している人と仲良くなりよく話しをしている内に、何か吹っ切れたようになりました。『なんでこんな重い病気なのに、こんなに明るく頑張っているんだろうか』と。そんなことを考えている内に自分が情けなく思えてきました。

それから色々なことをやろうと思い立ち、一人で行った京都で多くの人と出会い、山に登って三〇キロを九時間かけて歩いたり、二〇〇キロを自転車で走って、とにかくやり抜くことでプライドをつけようと思い、他の人がやらないような事をやって『病気で学校も行ってないけど、その分いろんな事を経験したんだ』と。今度はどんなことをするのか考えるのが楽しみになってきました。

今はあの苦しかった日々がすごくなつかしく思えます。『我事において後悔せず』という言葉が分かってきたような気がします。後悔はもうしません。後悔することが山ほどあって、後悔していたら前に進めなくなってしまうのだから。明日がダメならその明日がある、その明日がダメならそのまた明日がある。

これからも色々苦労すると思いますが、まずはやってみよう。やればできるんだからと、これからもこうして頑張って生きて行こうと思います。

三月一日卒業に当たって、V」

その後、Vは定時制高校に通いながら拳法を続け、バイトに明け暮れるようになった。長年の鍛錬によって彼はマッチョな体つきの好青年である。チックも咳払いが残遺する程度ですっかり影をひそめている。

生物学的基盤と情緒的問題

あらかじめ述べておきたいが、トゥーレット症候群の皆が皆このような重症な行動の障害を伴うわけではない。わが国の代表的なトゥーレット症候群の研究者である星加（明徳）氏の精緻な追跡調査によれば、トゥーレット症候群と少年時代に診断を受けた児童でも、青年期以後まで問題を持ち越すものは本当にわずかで、大多数は自然に軽快してしまう。ただし、多動児と同様どうしても精神科には重症な症例が集中する傾向があるため、私の患者さんの例をお話しすると小児科医の星加先生は時に、「同じトゥーレット症候群といっても、これは自分が見ているのと同じ病気でしょうか」と言われることがある。

さて、この二人のトゥーレット症候群の少年UとVは、年齢もほぼ同じで、入院治療を必要とした点も同じである。治療期間も重なり合う。またこの二人の症状は驚くほど似通っている。激しい運動チックと声出しチック、激しい自傷と家庭内暴力の出現も。そして二人とも小学校四年生を境に症状の増悪をきたした。小学校中学年の壁と呼ばれる、カリキュラムに抽象概念が登場し一挙にカリキュラムが飛躍し、また子ども集団はギャングエイジになって子どもたちだけで動き出すこの時期に、二人がともに不適応を生じたのは偶然ではないであろう。しかし、UはADHDに合併したトゥーレット症候群であり、VはADHDの合併のない優等生であった。多動や、脳波の異常に示されるようにUのほうが明らかに生物学的にはより強い基盤を抱えていた。それにもかかわらず、治療が困難であったのはVのほうであった。この違いはどこからきたのであろうか。

UはADHDを伴ったトゥーレット症候群であり、生物学的な基盤がより明確に存在するものと考えられる。多動ではしばしば両親との間の愛着形成が困難になることが少なくないが、Uの場合にはそのような情緒的なこじれは（少なくとも第一義的には）なく、それだけ器質的な障害が中心であったということである。一方、Vの場合もトゥーレット症候群である以上、何らかの器質的な基盤があることは疑いないが、過剰適応の上に生じたチック、その延長線上に生じたトゥーレット症候群という性格が強く、当初からご両親との間に葛藤が存在し、またそれにチックは大きな影響を受けていた。

二人とも、最悪時のすざまじい状態は似通っていたが、Uの場合は周囲の状況との絡みで思いっきり増悪し、最悪の状態で入院治療となり、薬物と環境調整によって悪循環が一度断ち切られて良い方向にまわり始めると急速に落ち着いた。それに対しVは、チックにエネルギーを送っていた葛藤を抱えたまま入院治療に至り、むしろこの入院治療をきっかけにして問題が明確化してしまった。そのために、入院治療後に本当の問題が前面に出てきて最悪の状態を迎えることとなったのである。

この二人のトゥーレット症候群の少年の経過をみて気づくのは、次のことである。

第一に、器質的な基盤が明確なほうが重症とは限らないこと。UやVの経過をみると、トゥーレット症候群のような器質的な基盤が明確な問題であっても、決定的な増悪因子はむしろ情緒的な問題であると考えざるをえない。人という社会的存在へと成長を続ける子どもたちとそのご両親を著しく苦しめるのは、発達障害の存在よりも、むしろ親子の間の情緒的な葛藤であるのである。二人ともがスポーツに熱中しスポーツを通して己の攻撃や衝動を昇華させ、またそれらをコントロールする力を身につけたが、Uが一般的な団体スポーツに熱中したのに対して、Vは己の統制のためにはより精神性の高い拳法に基づく鍛錬を必要としたのである。

第二に、悪循環的に増悪する時も速やかである一方で、悪循環が逆にまわり始め、軽快に向かうときもまた速やかであること。子どもは勝負が早いとは小児科医がしばしば口にすることであるが、十年一日のごとき精神科の臨床においても、児童症例は彼らのように劇的な展開を見せる症例が少なくない。もちろん薬物療法は不可欠であるし、情緒的な問題が重要であるとは言っても、病因が情緒的な問題だけにあることを意味するのではない。ただ、先にも述べたように、器質的な問題に情緒的なこじれが重なったときに、UやVのような激しい行動障害が生じるのであろう。

このような、児童においてはよく見られる経過は、最近しばしば話題になる児童の行為障害や不適応行動への対応のうえで、大きな示唆を与えるのではないかと思われる。

この二人はともに、激しい行動障害を乗り越えて、さわやかな好青年へと成長した。彼らのもっとも苦しかったときのことを思い起こせば、二人ともに器質的なハンディを乗り越えて、ここまでよく成長をしてくれたと本当に頭が下がる思いがする。

4 ある非行少年の記録

Wとの約束

これまでの臨床経験の中で、忘れられない患者さんというのは何人かいる。その大多数は、失敗をしたと感じている症例であるが、ここに取り上げる症例Wは、特にそのような一人である。Wはいくつかの点で、非常に特異であった。第一は、児童外来において治療を行い、その後、成人になってから二度目の外来があったこと。第二に、最初の治療の段階で診断がきちんとできていなかったこと。第三に、そのためもあって、治療的な介入がまったく役立たなかったことである。この症例をまとめるにあたって逡巡したが、すでに年月も経ており（彼自身の公表許可を得ていてそのままになっていた）、この機会に症例Wについてまとめ、検討を試み、そしてWとの約束を果たしたいと思う。

Wが受診するまでの状況

一二歳の男の子が、私の勤務する病院に連れて来られた。半ズボンをはいたずんぐりむっくりの少年であった。ややふてくされたような表情を見せているが、母親がこれまでのことを語り始めると、時には口をとがらせ、時にはうなだれている。ただ、目つきが鋭いのが気になった。当時Wは、毎月のようにお金の持ち出しと家出とを繰り返していた。このような問題行動はそれ以前にもしばしば見られていた。家族に特に大きな問題は見られない。N市にある会社のすぐ近くに住んでいるのに、六時起きして七時には会社へ行ってしまうというモーレツ社員であるお父さん、感情的だが優しいお母さん、元気のよい仲良しの弟との四人家族である。Wは小さいころは病弱な子どもであったようである。未熟児で生まれ、よく下痢を起こし、離乳がうまくいかずに二歳までお粥を食べていたという。しかし発達に大きな遅れはなかった。三歳で幼稚園に入園したが、年長組になるころからいたずらがひどくなり、落ち着きのない子どもと先生に言われるようになった。

小学校入学前後から、人のものを隠したり壊したり黙って持ち帰ったりという行動が見られ、また理由なく人を突き倒したり叩いたりということも見られるようになった。母親の話によれば、近所からの苦情があったのでたびたび激しく叱り、時には叩いたりもしたが良くならなかったという。またこの頃、道に飛び出して車にはねられたというエピソードもある。六歳（小学一年生）の夏頃から、喧嘩をしたりいじめたりして叱られた後、家を出てしまい近所をうろうろしていて、母親が探しに行くということもたびたび生じるようになった。七歳になると、電車で遠出をするようになり、二時間近くかけて、祖母のいるK市まで新幹線の無賃乗車で行ってしまう。

そのような行動が何度も生じたため、児童相談所の紹介で七歳の秋に全寮制の情緒障害児のための学園（情緒障害児短期治療施設）に入園し、二年間をそこで過ごした。慣れるまでたびたび脱走があったという。Wは、「寂しいこともあったが、悪いことをしたから入れられたとわかっていたので腹は立たなかった」と後に述べている。

自宅に戻ってしばらくはおとなしかったが、一年ほどすると無断外出がまた始まった。一二歳頃には体が大きくなって行動をおさえるのが難しくなった。無断外出も範囲が広がり、九州や青森にまで行ってしまったこともあった。ただ、母親が肩が凝っているとすすんで揉んでくれるような優しいところもあった。

新学期になって、近くの塾から一〇万円以上を盗み、新幹線の終点までの切符を買って保護された。五月、近くの店からまたお金を盗み、夜行列車で九州に行き、日豊線の電車の中で車掌に保護された。また学校で暴力事件を起こした。六月、家の金を持ち出しK市に行った。この時点で学校の紹介を受け病院受診となったのである。

第一回目の外来治療

初診時（七月末）、Wは自分の行動について悪びれた様子もなく語り、母親が時に感情的になって、涙を流して語るのと対照的であった。Wに受診の理由を尋ねると、悪いことをしたから連れて来られたという。悪いことを自然にしてしまう。する時は悪いとは思わない。お金が欲しいと思うと止められないが、後で後悔する。いじめられたり叱られたりしていらいらした後にしてしまうことが多いと話す。

初診時検査で協調運動の拙劣さが認められ、ソフトサイン（指の運動の拙劣さなどの軽度の神経学的兆候のこと）は陽性であった。また脳波はてんかんに見られるのと同じ異常波（棘徐波結合）が見られた。知能検査では知能指数八八で、下位項目の大きなばらつきはなかった。問題行動の軽減を目的に、私が担当して外来治療を行うこととなった。初診時の診断は、微細脳機能障害に基づく行動障害であった。

しかしこの初診の翌日には、WはまたK市に行ってしまった。八月になって三回ほど箱庭療法を行ったが、戦車や怪獣、動物たちが雑然と展開し、戦いが繰り広げられているというテーマであった。八月初旬にも一度無賃乗車でK市に行った。「家では勉強しなくちゃならないが、K市はしなくていいから」という。その後、この時に友人の家の金を盗んでいたことが発覚し父親が弁償をする。しかし外来で治療者に、「お金を取るのは悪いこととわかっている？」と尋ねられて「うん」とうなだれるところもあった。八月末、指に血豆を作っているので尋ねると、父親からハンマーで叩かれたという。母親は、嘘を言うと指をちょんぎると言っていたが、嘘をついたので父親が折檻したという。またガラスを割ったとも聞いたが、このエピソードはその前に、玄関に鍵を掛けられ、家の中に入れてもらえなかったことが引き金ともわかる。母親はWが、「火をつけて燃やしてやる」とよく言っていると述べた。

二学期の開始の日に、再び他人の家から五万円を盗みK市へ行く。二日後に祖母宅に現れたが逃げてしまった。その夜にまた祖母宅に戻ってきたが、ガラスを割る、石油をまく、包丁を持ち出すなど大暴れをした。翌日母親が迎えに行くと再び大暴れをし、なだめて電車に乗せたがまた逃げられ、警察に保護願いを出した。次の日、K市の祖母宅に帰ってきたが、家に入れてもらえず野宿。県警に連れて行ってもらい、半日間留置場へ入った後、父親が迎えに来て家に帰った。この時興奮したWは「電話は俺が作ったんだ」「地球は俺が作ったんだ」「おまえらは宇宙に飛ばしてやる」などと言ったという。Wは「学校は好きなことができないから嫌で、N市にいたくない」「じっとして座っているのがとても辛い」「外来で座って話していても辛くなる」と言う。

私は外来で箱庭療法など非言語的精神療法を行ってきたが、頻発するトラブルにとても追いつかないと感じるようになり、この時点で脳波異常があるため使用をためらっていた抗多動薬であるメチルフェニデートの処方を行った。また会社人間のお父さんとの関係を少し変えられないかと考え、お父さんに父子で一緒に体操をするなど一緒の時間を持ってほしいと要請をしたところ、快く応じてくれ、一緒に腹筋や体操をするようになった。この九月末から翌年三月末まで、外来の定期的な通院と服薬が行われ、学校にはきちんと通っており、少数ながら友人もできて、比較的安定した状態となった。三月に先生から注意をされて怒り、自分の服を焼却炉に入れて燃やし、その夜は帰ってこなかったが、友人の家に行っただけで、K市には行かなかった。

四月（一三歳）になって学区の変更に伴い転校となった。この同じ時期、些細なことから夫婦喧嘩となり両親が口をきかない状態が一ヵ月弱続いた。四月末、Wは貯金の全額をおろし、友人を連れて家出をし、三日後に鹿児島駅で保護された。五月中旬、再びK市まで無賃乗車をする。さらに五月下旬、不登校の友人の家にいて二人とも登校せず、教師が迎えに行ったところ包丁で脅したので、父親が呼ばれてWを学校に連れて行った。このころから学校では、いらいらが増し、ちょっとしたきっかけでも怒り出すようになり、ガラスを割る、机を投げる等の行為が続くようになった。学校からは「もう面倒見切れない」と言われたという。

六月、三日間行方不明になった。空き家に泊まっていたと言うが、その家でその後ぼやがあり、Wがやったらしいと母親は話す。帰宅してすぐに再び家出をした。帰宅後「施設へ行く」と言い出した。「施設の方がおかずが出る。家では食事がまずい」「何をしたら施設へ入れてくれるか。子どもを誘拐して殺せばいいだろう」と言って暴れた。母親はもう限界だからWを殺して心中すると言い出し、夫婦喧嘩となり、再びWはK市へ家出をしてしまった。

七月、いつもはさみを持ち歩き、家出をすると野宿をして数日間は家には帰ってこないようになる。母親に何か言われると、「火をつける」と母親を脅す。夏休みに入る直前、Wは教科書を燃やし、教室に火をつけようとしたが未遂に終わった。八月、両親は学校の教師から勧められ、WをK市の近くの精神科病院に連れて行きそのまま入院させた。その病院では脳波異常が見られることから、抗てんかん薬と抗精神病薬の処方を受けた。一〇月中旬には退院し、私の外来で処方を継続した。Wは両親の前では暴言を吐くだけで暴れることはないと言う。一二月初め、テストでいらいらし、お金を持ち出してK市に行った。学校でも大声を出したり怒ってカバンを放り投げたりすることがあり、学校からは施設へ入れるよう再三言われていたという。翌年一月末、友人と喧嘩をしてガラスに椅子を投げつけて割ったという事件があり、先に入院した病院への再入院となったが、学校の要請もあり三学期の終了まで入院した。

四月(一四歳)、家の新築に伴ってWは再度転校した。しかし新しい学校にもなじめず、最初の数日登校したのみでその後しばしば学校を休むようになった。四月下旬、学校に行く途中に行方不明になり、二日後にK市の祖母宅に現れた。母親が迎えに行ったが再びO市で逃げ出し、その翌日、N市に自分で帰って来た。外来でWに、「荒れているみたいだが」と問うと、「うん」とうなだれていた。しかしその後も家出を繰り返し、母親が迎えに行っては連れ戻す、ということが続いた。この時点で私は信頼する児童精神科医の勤務するK病院に紹介状を書き、Wは七月に入院となった。

その後の経過と第二回目の外来治療

一四歳の七月から一八歳の六月まで、WはK病院にて三回の入院治療を受けた。入院中に繰り返し窃盗事件を起こし、最終的には窃盗を繰り返すのでは入院治療は困難と言われた。一八歳の七月、Wは窃盗で逮捕され、八月から二〇歳の三月まで少年院に入所した。この間に医療的な治療は受けなかったようである。

少年院を出て三日後、Wは母親と口論をした後に自宅に放火をし、自宅は全焼した。このため、数日後に精神科病院に入院した。同年七月退院したが、二日後に再び自宅に放火し今度は医療刑務所に収監された。入所中には、抗精神病薬の作用をもつ抗てんかん薬カルバマゼピンを中心とした服薬を受けていたという。

二三歳になった年の九月、医療刑務所から出所し自宅に戻ったが、出所に伴い服薬中断となった。すると翌日から不眠、幻聴が出現した。「隠しマイクをつけている」「人が隠れていて殺しに来る」「家族が自分を殺す計画をしている」などと言いながら、部屋の隅に隠れておびえる状態となったため、Wは精神科病院へ緊急入院となった。入院後、カルバマゼピンに加え、強力な抗精神病薬ハロペリドールの処方を受けた。すると翌日には幻聴は消失し、その後幻聴が見られることはなかった。

一ヵ月間を病院で過ごした後、Wは解放病棟への転棟を希望したが病院からは拒否され、また外来治療も他の病院でしてほしいと依頼されたという。一〇月末の退院の翌日、少年の頃通っていた大学病院を再び受診した。初診医はこれだけ問題行動を多発させている人の治療ができるかどうか逡巡したようであるが、私の外来で再度治療を行うように指示した。

かくして私とWは一〇年ぶりに再会した。Wは身長一七六センチ、体重八〇キロという大柄な青年に成長していた。彼はていねいな口調で訥々と話し、むしろ少年時代の目つきの悪さのようなものは薄らいでいる印象を受けた。この再会の外来（一一月初め）において、私は諸検査のための採血を行った。

Wは自宅への放火といったような大きな問題を起こすことはなかったものの、仕事は長続きしなかった。パチンコ店に勤め、数日もたずに喧嘩をして飛び出すことを繰り返した。また家庭内でも暴れたり暴力を振るうことが続き、母親は入院はできないかと訴えるようになった。一二月になって、家で大暴れし、警官に病院に連れて行かれるという事件を起こした。この時点で一一月に行った検査の結果が届いた。染色体検査の結果は「XYY症候群」であった。

私は一二月中旬の外来にて、Wにその結果を伝え、この症候群の説明を行った。Wは説明を聞いた後、真剣な表情でこちらを見据え「じゃあ先生、僕はどうしたら良いのでしょう」と尋ねた。私は「あなたがそのような衝動を起こしやすいハンディをもっていることを知ったうえで、行動をしてゆくことが必要なのだと思います」と答えた。

翌年一月、窃盗を起こした後に警察に自首し、逮捕され、Wは再び刑務所に収監された。

翌年の一〇月、Wは突然に外来を受診した。「きょう出所した」という。「九月から腰痛がひどくて、でも今日中に仕事を探さなくてはいけませんので」と話す。昨年と同じ処方を行い、症例の公表許可を訊ねた。実はWとは別にもう一人のXYY症候群の少年を経験し、こちらは少なくとも初期の治療には成功したので、Wの場合とあわせて報告をしたいと私が言うと、Wは笑顔で「いいですよ」と答えた後、真顔になって「ぜひお役に立てて下さい」と述べた。その日の遅く、Wがビルの屋上から飛び降り自殺したという警察からの連絡を受けた。数日後、ご両親が外来を訪れ挨拶をされた。享年二四歳であった。

症例Wをめぐって

この症例に対しては、慚愧の念に耐えないという言うほかはない。染色体異常の存在が明らかになったのは、実に治療（と言えるのかどうか）の最終に近く、それまでは不可解な行為障害とのみ考えていた。またこのWについて染色体のチェックを行ってみたことも、その前に他のXYY症例（先述の少年の例）を経験し、「ひょっとして」と偶然思ったためであり、経験がなかったらそのままになっていたものと思われる。

一般的にXYY症候群は長身で痩せ形のものが多いのに対して、Wは少年時代からずんぐりむっくりであったこともあるが、それにしても、症例の経過に「微細脳機能障害プラス情緒的なこじれ」のみでは了解しがたい激しさを覚えつつ、それ以上の検査を私は行わなかった。怠慢と勉強不足を恥じ入るばかりである。また、染色体異常の告知は最悪の時期に最悪のタイミングで行われた。これがWをいっそう絶望させたことは疑いようがなく、彼の自殺にも治療者は責任を免れ得ない。治療者とWとの関係は、短期間の一時的なものではあったが、それでも家族や親戚以外の、唯一の長いかかわりをもった他人ではなかったのかと思われ、それだけにいっそう残念に思う。

家族の対応にやや感情的な傾向があったことや、Wに対する拒否的な感情が前面に出てしまったことも、情緒的な問題が中心と安易に考えた一つの理由ではあるが、むしろ「情緒的問題とは何か」を問い直してみることが必要であったのであろう。

正確な診断が下されていたら経過が変わったであろうか？　いずれとも断言しがたいが、激しい衝動的な行動をハンディキャップとして捉える視点を、家族および周囲がもつことが可能であれば、異なった経過になった可能性は十分にあるのではないかと思う。このような視点の変換で悪循環的な問題行動の増悪が軽減した例を、アスペルガー症候群の症例において何度も経験しており、少なくとも、この症例の現実よりは良い方向に治療が傾いたのではないかと考えられる。今から振り返ると、両親の対応のまずさが激しい行動障害の要因の一つと、Wにかかわった私をはじめ周囲のものが単純にも考え、また両親自身もそう考えたことが症例の経過を余計にこじらせたことが見てとれるのである。

XYY症候群の告知は、両親を呼び同席のうえで行うべきであった。問題行動の噴出に対して余裕がなかったということも言い訳としてはあるが、「新規まきなおし」の場として、先天性の障害の告知を、より治療的に活用することは可能ではなかったかと思う。

自殺は予防できたであろうか？　Wは治療者の前では最後まで従順であった。トラブルを生じたときのすざまじさは十分に予想ができたが、たしかに気の弱いところもあり、あとで後悔をするというのは、深い悔悟ではないとしても嘘ではなかったと思う。最後の窃盗事件は、みずから刑務所に入ることを望んで行ったものであり、そこから出された後は、家族にも会うことを拒否し、自殺を選んだのである。家族から拒絶されていたとしても、彼自身も死を選択するほどに、家族に対して「これ以上迷惑をかけたくない」との思いも強かったのだろう。

XYY症候群

XYY症候群は一九六一年、サンドベルグらによって初めて報告された。罹病率は〇・一%すなわち一〇〇〇人に一人と報告されている。この症候群では、犯罪との関連が最初に注目された。刑務所などに収監されている成人男性にXYYが高頻度で認められるという報告がなされたからである。

犯罪を犯し施設に入所している、精神疾患をもつ成人の大規模調査によれば、受刑者の二％にXY Y症候群が見いだされ、一般人口に比し著しく高いことが示された。またこの症候群は、背の高い成人が多く、知的に境界水準の者が多いことが報告された。しかしこれらの調査は、知的能力やその他の要因を一致させた対照を欠くなど、方法論上の問題があることも指摘されるようになった。

ウィトキンらのデンマークにおける調査では、知的能力、教育歴、両親の社会経済状態を一致させて比較を行うと、XYY症候群と通常男性との間に有意の差は見られず、またXYY症候群の犯罪の大半は窃盗であり、対人的な犯罪は少ないことも示された。テイルガードの一二人のXYY症候群の調査では、対照群との間にわずかな全体的な知的能力の差と、攻撃性を外へ向けやすい傾向が示されたが、具体的な行動としては妻に対する攻撃的な傾向が示されたのみであった。さらにこの問題に関しては、言語能力の障害が関与することが示唆された。ホックは、XYY症候群における攻撃性よりも衝動性を強調し、ニールセンらは衝動性や情緒的な不安定性、不安に対する耐性の低さを指摘した。上記の、より広範な研究によって、XYY症候群においては、情緒的な不安定性や衝動性は見られるものの、それが暴力的な噴出や犯罪に直結するわけではないことが現在では定説となっている。

具体的な症例が記載された報告はそれほど多いものではなく、いずれも数例の記載がなされているのみである。ラトクリフらは一四人のXYY症候群の追跡を行い、その内の問題行動を生じた四人について症例の記載を行った。四人全員が家族の中に父親のアルコール依存、母親の抑うつや心身症、両親の不和や離婚などの精神科的な問題を抱え、また未熟児産、乳幼児期の著患や事故、頻回の引っ越しや転校などを経験している。さらに全員が多動、癇癪、学校不適応、孤立などを抱え、学習の問題や夜尿をもつ者も見られた。知的障害をもつ者はなく、三名に微細運動などの神経学的な異常と、一名に脳波異常が見られ、全員が抑うつを伴った情緒障害と診断された。この四例は、トーマスらによる有名な児童の精神衛生の危険因子一〇項目を調べると、平均して八項目が陽性となることが示されている。この四例はいずれも、薬物療法や個人精神療法、家族療法等の多岐的な治療を受け、問題行動は著しく軽減された。フィールドらは一〇歳の問題行動を生じた症例を報告したが、この症例は多岐的な治療的介入を行って問題行動の軽減に成功している。アラムらは一六歳の自殺企図をした少年の記載を行い、ピッチャーらは四例の精神科的な症状を呈したXYY症候群の症例の報告を行ったが、これらの症例はいずれも家族に精神科的な疾患があり、家庭の混乱の中に成長をしていた。

成人の症例報告としては、ウィーデキングらが衝動行為が著しく性犯罪を生じた一一人のXYY症候群の追跡研究を報告した。精神療法と、抗男性ホルモン治療が行われたが、治療的には無効であった。フレイネらは二名の殺人を犯したXYY症候群の成人を報告した。一名は妄想型分裂病と診断されており、迫害妄想に基づき母親を殺害した。一名は女性の友人を殺害したが、彼は暴力的な父親の虐待を受けて育ち、一三歳から二回の精神科の入院治療を受けている。サディスティックな性的ファンタジーにふけり、殺人に対する悔悟は見られず、精神療法に対する反応は不良であった。刑務所に収監された後、そこで自殺をしたと記載されている。

XYY症候群は犯罪を含む問題行動を生じやすいのであろうか？　答えは肯定でもあり否定でもある。対照群を用いた調査によって、XYY症候群がそれだけで問題行動に直結するわけではないことは明らかだが、XYY症候群の一部に犯罪や行為障害が生じやすいこともまた事実である。ラトクリフらの四症例は二組の二卵性双生児を含む。この双生児のもう一人は、同一の劣悪な環境にもかかわらずその片割れのように、問題行動を頻発させてはいなかった。症例に示されるのは、XYY症候群に身体的、精神的脆弱性が存在することである。ラトクリフらは、頻回の癇癪など適応不全を伴う強度の反応、および、身体的には大柄であるにもかかわらず、言語や学習の遅れに示される成熟の未熟性が見られることを指摘しており、ストレス環境下で暴力的、反社会的な行動よりもむしろ抑うつが生じやすい傾向が存在することを示唆している。

これらの症例報告を読むと、Wと多くの共通項があることに驚かされる。ちなみにトーマスらの危険因子をWにチェックしてみると一〇項目中六項目（出生時障害、著患、両親の葛藤、頻回の転居、対照的な同朋、不利な気質）が陽性となり、やはり高い危険因子をもっていたことが示される。

非行は情緒障害か

少年の反社会的な行動の噴出は、世界共通の悩みとすら言える状況にある。件数自体は決して少ないとは言えないものの、少年による殺人などの重犯罪に関しては、国際比較のうえでも、また国内だけの推移を見ても非常に低いレベルにあったわが国の少年非行の状況も、最近に至っていくつかの極端な事件が生じ、決して楽観はできない状況にあることは周知の通りである。しかしながら、治療的な対応についてわが国において十分な検討がなされているとは言いがたい。特にここで検討が必要なのは二つの問題である。一つは非行（行為障害）における器質的な要因と環境要因との絡みという問題であり、もう一つは非行に対する精神療法の有効性の検討である。

行為障害の病因をめぐる海外の研究では、遺伝的負因をはじめとする器質的な要因と環境的な要因の相互の影響に関し、繰り返し大規模な調査が行われてきた。クロニンガーらの八六二人の男児養子を調査した研究では、遺伝要因の方が、環境要因よりも行為障害に対して明らかに有意の影響が認められた。もちろん、この両者が掛け算になった時は、より危険度が増大することも示された。環境要因よりも遺伝的影響の方がより大きな要因となることは、双生児研究でも示されている。またADHDから移行する、遺伝性の強い一部の群があることも以前から指摘されてきた。また認知の障害や学習上の障害、脳波異常や事故外傷、ソフトサインの陽性などの非特異的器質的問題も生育歴に多いことが示されている。しかし、生育歴上の問題の存在もしばしば指摘されており、特に社会経済的な劣悪な環境、崩壊家族や家族の中の葛藤の存在は、要因としても、増悪因子としても、再犯因子としても働くことが示されてきた。また虐待の既往も有意な影響を与えることが示されている。わが国の石川（義博）は、少年院を基盤とした非行少年の詳細な調査を行い、非行少年が対照少年に比べ、性的早熟と総括できる身体的特徴が見られることを示した。これは今日振り返ってみると、非行群における男性ホルモンの優位性を示す結果である。

もちろん家庭の崩壊やいわゆるスラム街などの環境的な要因が反社会的行為の温床となることは疑いなく、環境的な要因や特に乳幼児期の生育状況が時としては器質的と考えざるを得ない影響を残すことは、虐待症例を見れば明らかである。海外の研究の中には、ともすると生育環境のもつ重さをことさら無視するかのような議論が見られるが、むしろ外傷体験の研究から浮上して来たのは、このような体験が人の中枢神経系に生物学的な影響を明確に残すということである。ひるがえってわが国では、生物的な要因のもつ重さに関して、あまり考慮をしていないと感じられる。特に治療に際して、司法精神医学では背後に刑法上の処遇という行動療法的な枠組みを示しつつも、非行を情緒障害の範疇でとらえ、対応も精神療法に頼る傾向があることは否めない。

上記にあげた問題点を考慮するうえで、この症例は優れた実例を提供してくれる。先に述べたように、XYY症候群はそれのみでは反社会的行動には直結しないが、非行に向かうこともありうる器質的な基盤としての情緒的脆弱性をもっているからである。精神療法は非行に有効であろうか。この症例に関する限り、Wに対して最終的に有効であったとは思えない。ただしそれなりの軽快は、そのつど認められていることにも注目をする必要がある。治療的な働きかけは、器質的な基盤をもっているとしてもそれなりに有効であることは、発達障害の外来においてしばしば経験するところである。

しかし、力動的精神療法の問題点は、精神療法が治療論に伴う病因論を引きずっているところにあるのではないだろうか。またその気になれば、どのような病態もそれなりに理屈をつけることが可能という広い汎用性にあるのではないだろうか。Wの経過を振り返った時、精神療法的な働きかけが、生物学的な基盤のもつ重さをふまえ、精神療法の限界をわきまえたうえでなされたのでなく、その適応の検討が不十分なままで実施されたところに大きな問題があったものと考えられる。

非行の治療においても、器質的な基盤を意識しつつ、全人格的な援助の一つの方法として、限定された目標を定めた精神療法的接近を行う。実はこのような実践は、発達障害の外来においては通常に行われてきたことである。XYY症候群に限らず、少年非行を発達障害という立場から捉える視点が、治療上必要なのではないかと考える。非行の臨床は、発達障害の臨床から学ばねばならないことが多々あるのではないかと今、あらためて思う。

Wのことは、これまでにもおりにふれ思い出すことが多かった。「じゃあ先生、僕はどうしたら良いのでしょう」と私に問いかけた時のWのまなざしを、今でも鮮明に思い浮かべることができる。私は、外来で甘えの延長上に衝動的なトラブルを起こした青少年と会っている時に、自分の感情をもて余すことがある。みずからの責任で失敗した症例をめぐって、無関係な他者に腹が立つのはしばしば生じることではあるが、衝動と戦い敗れたWを思い、君はそして自分はWのように、衝動とは何であるのかを本当に知っているのか、と胸の内につぶやく。

第5章

発達障害児の療育

1　乳幼児健診と早期療育

わが国の乳幼児健診

日本の障害児療育を考えたとき、乳幼児健診の果たしてきた役割は多大である。わが国の健診制度は、母子保健推進のうえで、世界に誇るべき優れた成果をあげてきた。前章までにもいくらか、早期療育のもたらした成果に関して述べてきたが、ここで乳幼児健診と、この健診を核とする早期療育についてふれておきたい。

現在、わが国で実施されている健診は、三ヵ月児健診、一歳六ヵ月児健診、三歳児健診の三つである。三ヵ月および三歳児健診は保健所が、一歳六ヵ月児健診は市町村が実施してきたが、母子保健法の改正に基づき、平成七年度からこれらの乳幼児健診は地域の市町村が一括して実施することとなった。

障害児の発見と療育という視点に立ったとき、それぞれの健診はおのおの役割が異なる。三ヵ月児健診においては、発達のマイルストーン（三ヵ月で首が坐り、六ヵ月でお座りができてといったわかりやすい発達の指標のこと）の遅れを示す脳性まひと重い全体的な遅れ、さらに心室中核欠損など先天性心臓病がチェックの中心となる。

一歳六ヵ月児健診においては、始語の遅れを中心とする中等度の発達の遅れ、および自閉症の発見が中心となる。三歳児健診においては同じく中等度の発達の遅れの発見と、さらに家庭の養育やしつけの指導などが課題としてあげられる。

このような健診は、健診だけ行えばそれで終わるというものではない。たとえば三ヵ月児健診で、「まだ首が坐っていませんね」とチェックを受けた赤ちゃんのお母さんが「ではそういうことでさようなら」と言われたら怒ってしまうだろう。首が坐らないといっても、若干の遅れ程度で経過観察なのか、すぐに専門家に診察をお願いすべきレベルなのか判定を行い、さらに当面のお母さんへの的確な指導を行うのでなくては意味をなさない。当然といえば当然であるが、健診は、療育とくに早期療育のために行われるのである。

これらの一連の健診の中で、一九七七年から全国で実施された一歳六ヵ月児健診は、わが国の障害児療育に革命的ともいえる変革をもたらした。しかし、地域によっては一歳六ヵ月児健診から早期療育へのシステムの構築に成功しなかったところもあり、さらにすべての健診の主体が市町村へ移行したことに伴って、著しい地域間格差が生じることにもなった。ある地域に障害児として生まれることは、他の地域に生まれるよりも不幸といった事態にすら至っているのである。ここではまず一歳六ヵ月児健診を中核とする早期療育システムについて考えてみたい。

一歳六ヵ月児健診の開始

私が初めて一歳六ヵ月児健診にかかわったのは一九七八年のことであった。全国実施に伴って、名古屋市の二つの保健所から依頼をされて、一歳六ヵ月児健診でチェックを受けた児童の二次健診に従事したのがその始めである。当時、私は数年の小児科研修を経由して精神科の研修を開始したところであり、これまで三ヵ月および三歳児健診に従事した経験もあり、あまり深く考えずに引き受けたのであったが、始めてみて、その難しさに驚かされた。ともかく診断の目鼻がまったくつかないのだ。どの子もどの子も多動で目が合わず、自閉症的に見えた。二次健診の場をクリニックのようにして、再来による追跡を実施してゆくと、やがて二歳を過ぎて、あるものは急速に言葉が伸び、あるものはそのまま言葉の伸びがなく、診断が可能な臨床像を呈するようになっていった。二歳半を過ぎないと診断が困難なことも、次第に明らかになってきた。

これはよく考えてみると当然の部分があった。言葉の理解は悪くないが、始語が遅れる児童というのは、男の子の約一割程度に存在する。昔から言われるように「三歳過ぎて言葉が出る男の子はざらにいる」のである。もっともさらによく考えてみると、この言葉にも落とし穴がある。三歳とは数えの三歳、つまり二歳台なのだ。この子たちは始語開始が約一年遅れ、その後急速に言葉を獲得してゆく。一般に、三歳で健常児の語彙数は八〇〇語程度であり、満三歳で言葉がゼロというのは放置をしないほうがよいものと思われる。男女に広げれば、全体の五%程度の言葉の遅れはチェックをされても不思議ではない。実際の数字を見ると、五%強の児童が一歳六ヵ月児健診の一次健診でチェックを受け、その八割以上は始語開始の遅れである。したがってその大半は二歳を過ぎると言葉を獲得してゆくが、全体の一～二%の児童は、言葉が伸びず明確な臨床像を示すようになる。つまりこの健診は正規健診の一回だけでは何もできず、追跡システムを必要とするのである。チェックを受けた児童の早期療育はできるだけ早く開始する必要があるが、診断可能な年齢となると、先に述べたようにすでに三歳近くに達しており、一歳六ヵ月児健診後の追跡システムを作ってゆくと、おのずから三歳児健診を包括することになる。

しかし、こうしてせっかくきちんとした診断が下せる年齢になっても、この健診の発足当初は、このような幼児の超早期療育を行う受け皿が存在しなかった。保健所の区内にあった幼稚園児を対象とした児童療育施設に紹介するようにしたところ、一年も経たないうちに定員が埋まってしまい、多くの待機者を作ることとなった。つまりここでもう一つの課題が浮上した。この健診を有効に活用するためには、同時に早期療育の場を自前で用意しなくてはならないのである。

さらに数年の実施をするうちに、もう一つ新たな大問題が浮上してきた。それは両親の障害認知、障害受容の問題である。

障害受容をめぐって

一歳六ヵ月児健診の場合、健診でチェックを受けた段階で、ほとんどの両親は子どもの障害の存在に明確には気づいていない。したがって、初めての告知を行う必要が出てくるが、この告知を、場合によっては混み合った健診の場で行わなくてはならない。わが子に障害が見いだされることは、人生で出会う最大級の不幸の一つである。両親の障害の受容はスムーズには進まないのがむしろ普通である。障害受容は、重度の発達障害よりも中等度、軽度のほうが困難である。したがって三ヵ月児健診でチェックを受ける児童よりも、一歳六ヵ月児健診でチェックを受ける児童のほうがさまざまな問題が生じやすい。両親の気づく以前に障害の告知が行われるというこの状況が、障害受容のプロセスに大きな影響を与えることはけだし当然であろう。具体的にはせっかくチェックを受けても、二次健診やその後の追跡への未受診という結果を生じることとなる。しばらく健診に従事するうち、このような未受診者が少なくないことが明らかとなり、健診の事後システムの改善が必要となった。

ここで障害児の両親の「障害受容」に関してふれておきたい。障害受容の過程に関してはさまざまな研究がこれまでにも行われてきたが、私はキューブラー＝ロスの提示した「死の受容」の五段階がそのまま適応でき、また最も了解がしやすいと考えている。図1は死の受容の五段階である。

否　認
（障害の否認、ドクターショッピング）
↓
怒　り
（周囲への怒り反応）
↓
取引き
（訓練等への没頭）
↓
抑うつ
（障害に対するあきらめ）
↓
受　容
（個性としての障害の受容）

図1　キューブラー＝ロスの死の受容の五段階と障害受容の過程

念のために解説を行うと、キューブラー゠ロスは死を宣告された患者のインタビューを通して共通の過程があることに気づいた。最初の段階が死の宣告に対する否認である。医者の誤診と考えようとし、死を受け入れない。次が怒りである。死の事実が否定できなくなったときに、なぜこのような理不尽なことを受け入れなくてはならないのかと怒り出す。次が取引きである。改宗をしたり、新しい治療法に賭けたりして何とか死を回避できないかと試みる。それでも死が不可避であるとわかったとき、次の抑うつの段階に至る。孤独と孤立のうちに打ち沈み、かかわりを避けて閉じこもる。このような経過の後、死の受容がなされ、静かな総括の時を迎えるのであるという。

この諸段階はそのまま障害受容の過程に重ねることができる。最初の段階は否認である。子どもが障害児であるはずがない、医者の診断が誤っているのだと、大丈夫と言ってくれる人を捜して、ドクターショッピングを重ねることも生じる。次の段階が怒りである。なぜ自分の子どもだけ障害児に生まれたのだと、場合によっては結婚の経緯にさかのぼってまで怒ってしまう。また周囲の人のかかわりが、他人事のよう、冷たい、真剣でないなど怒りを覚える。次が取引きである。障害児療育でいえば、いろいろな訓練に必死になって通う段階がこれに当たる。よい治療法と聞けば遠方をいとわず出かけ、場合によっては虐待すれすれまで子どもをしごいてしまう場合もある。それでもなおかつ障害の存在が否定できないことを知ったとき、両親が陥るのは抑うつである。周囲とのかかわりを避け、あれほど熱心に通っていた療育にも関心がなくなったかのように見える。このような苦しい過程を経て、両親は受容の段階にたどり着く。ここに至って初めて障害があろうとなかろうと、かわいいかけがえのないわが子であること、障害とは要するに個性の一種であることが、頭ではなくこころで了解されてくる。

実は、このキューブラー＝ロスの五段階はとても適応範囲が広く、受け入れがたいものを受け入れていくときに普遍的に見られるものではないかと思う。たとえば己の配偶者の真の姿を受け入れてゆく経過も、同じ過程で了解できるのではないかと思うのであるが。

二段階システム

これらの問題点を考慮すると、一歳六ヵ月児健診を核とする早期療育には二段階の療育システムが必要となる。二次健診に従事して五年目、私は最初の疫学的な資料をまとめたが、この時点で保健所にお願いし、健診のシステムを変えてもらった。

私が考案したのは以下のようなシステムである（図2）。最初に健診でチェックを受けた児童を、まず母子遊び方教室的な早期指導の場である一次グループで受けとめる。ここは障害児療育という色合いは極力出さないようにし、もっぱら母子の遊びの指導を行い、また早寝早起きやテレビをつけっ放しにしないなど、最も基本的な健康な生活のための指導を行い、あわせて児童の観察を行う。この追跡のうちに診断が可能となるので、このグループは振り分けの場となる。また、この場への参加を通して母親は、他児との比較から子どもの発達上の問題があることに気づきやすくなる。過半数の子どもが言葉が出てきて発達をしてゆくなかで、一部の子どもたちが次第に明確な臨床像を示すようになる。

この一次グループは頻回に開く必要はなく、月に一回程度で十分である。発達障害が明らかになった児童は、二次グループである母子通園施設による早期療育グループに移行し、より濃密な早期療育を行う。この早期療育グループは、最低でも週に二回以上開かれることが望ましい。この母子通園施設で一〜二年の基本的な療育を行ったうえで、保育園による障害児保育へと進む。

このようにシステムを変えたところ、今度はびっくりするような数の児童が集まることになって再び驚かされた。また最初の統計を出したときに、従来一万人に四〜五人といわれていた自閉症が一〇〇〇人に一〜二人見出された。自閉症の疫学をめぐる問題はここでは取り上げない。ただ、この健診の精度は、自閉症がどの程度きちんと見出されているかをチェックすればだいたいわかる。また一歳六ヵ月児健診の大きな目的の一つも、自閉症の早期発見・早期療育にあるのである。

1歳6ヵ月児健診
↓
1次療育グループ
(母子遊び方教室)
↓
2次療育グループ
(母子通園による早期療育)
↓
障害児保育

図2　2段階の早期療育システム

自閉症は通常の知的障害に比したとき、何といっても療育、教育が困難な障害児のいわばチャンピオンである。知的障害自体は、人口の二%程度存在するが、その八九%は知能指数五〇以上の軽度知的障害であって、適正な教育さえ行ってゆけば社会的な適応障害には直結しない。自閉症の罹病率は〇・二%であるので、中等度以上の知的障害と自閉症とはほぼ同数ということになる。自閉症にはこれまで取り上げてきたようなさまざまな問題があり、知的に高くとも良好な社会的適応を保証するとは限らないところがある。したがって、早期からの療育が必要とされ、また後述するように早期療育による大きな効果が認められる。あなたの町の一歳六ヵ月児健診で、一〇〇〇人に一人以上の自閉症のチェックがなされていれば、最低ラインである。一〇〇〇人に二人以上の自閉症のチェックがなされていれば合格である。それ以下であれば、健診のシステムには何らかの欠陥がある。

地域のサイズと療育システム

一歳六ヵ月児健診の健診システムについていろいろ考えていたころ、私は愛知県心身障害者コロニーに勤務しており、ここでは一九七〇年代後半から、県の児童相談所が中心になって巡回療育相談事業が実施されていた。これは地域の療育の拠点となる通園施設や障害児保育園などを児童相談所の職員とコロニーの専門家が巡回し、専門的な支援を継続して行うという画期的な事業であった。東三河地域が私の受け持ち地域となり、定期的にその地域の母子通園施設に訪れることになった。この地域はさまざまなサイズの市町村が存在し、それぞれが障害児のための療育システムを独自に構築しつつあったこともあり、一歳六ヵ月児健診を核とする早期療育システムを考えるには恰好の材料を提供してくれた。このなかで気づいたのは、地域のサイズによって、システムを変えてゆく必要があるということである。

先述のように、対象児童の約五％がチェックを受け、そのうち一～二％が早期療育の対象となる。一歳六ヵ月児健診から診断が可能となる二歳六ヵ月ごろまでを一次グループが受け持ち、次いで発達の問題をもつ児童に母子通園による早期療育を一年間から二年間実施する。このようなシステムを作るとなると、年間出生数によって必要とされる枠はおのずと決まってくる。わが国の出生数はほぼ人口の一〇〇対一であるので、人口で大まかな出生数がわかる。人口一〇万人の中規模の都市では、年間平均約一〇〇〇人の出生数があると考えられる。この地域ではチェックを受ける児童は毎年五〇人前後、早期療育を必要とする児童はそのうちの一〇人から二〇人ということになる。一年間ないし二年間の療育を行うとなると、母子通園施設の定員は二〇〜三〇人という数が必要となる。母数となる人口が変われば、療育の枠の数はほぼ正比例して変わるので、当然、地域のサイズによって早期療育の形態を変えてゆく必要が生じる。

この二段階システムが最も有効に機能するのは、人口五〜一〇万人程度の中都市である。このサイズであると一箇所の療育拠点でほぼ全児童を把握することが可能である。一方、人口三万人以下の地域であると、年間出生は三〇〇人程度となり、このようなシステムでは、母子通園施設においてグループを形成できるだけの人数が集まらない。このサイズの場合における一つの解決方法は、私が「二重国籍制度」と呼んでいる方式である。母子通園施設で療育を受けた児童は、保育園年齢になって保育園に通い始めた後も、障害のレベルに応じて週に一〜二回母子通園施設に通い続けるといった、母子通園施設と保育園との平行グループを継続させる。母子通園と、平行グループの混在という制度により、グループの形成と密度の濃い療育の両者が可能となる。初めから保育園による療育ではよくないのかという疑問が当然出てくるものと思われるが、この問題は後述する。

他方、人口一五万人を越える地域では、療育を必要とする児童の人数が膨れ上がり、一ヵ所の拠点では対応が困難となる。たとえば人口三〇万人の地域であると、早期療育の対象だけで年間三〇人から六〇人の枠が必要となる。したがって、このような地域では療育の場を分けることが必要となる。地域的な分轄としては、療育の拠点を数ヵ所に作り、地域センター化する方法が一般的である。一方、拠点自体は一ヵ所でも、療育グループを年齢別、レベル別などいくつかに分割する方法もある。レベル別にする場合、一次グループと二次グループを混在させた枠のゆるい大きな療育グループを作り、重度遅滞児のみに関して濃密な単独通園を行うという方法を取っている地域もある。また、同じ施設で同時に複数グループの療育を行うシステムが取られている場合や、曜日分けされたグループが作られている例など、さまざまな方法が行われている。

さらに大都会の場合は、さまざまな形態の公営、民営の療育機関が数多く用意されて選択が可能となっている状態である。その一方で、広い地域に少数の人口が暮らす、いわゆる過疎の地などにおいては、上記のような療育システムとはまったく別の発想によるシステムを構築することが必要となる。この過疎型のシステムに関しては伊藤（則博）氏の研究にくわしい。

もし人口四〇万人の町に定員二五名の療育施設が一つだけあるとすると、これは完全に不足である。待機者を作るということは、早期療育のように待っていられない児童が対象となっているサービスの場合には何もしていないのと同じである。非常に単純な計算で明らかな問題であるのに、システムとして療育を考えるという視点がどうも欠けているのではないかと考えざるを得ない事実も少なくない。母子通園施設から障害児保育への移行に際しても同様である。この両者に枠の大きな違いがあると、さまざまな問題が生じることになる。たとえば、ある保育園で障害児保育の枠が二つ空くことになっていて、そこに三人の希望があったときに、秋の終わる頃から母子通園施設の雰囲気が非常に悪化するのである。私はこのような実例を何度も見たことがある。

早期療育の効果

いつ頃からかは定かではないが、おそらく八〇年代の後半になってからではないかと思う。障害児を中心とする臨床を行っていて、障害児全般、とりわけ自閉症が軽症化したと感じるようになった。小学校年代で問題はとくにありませんという児童が増え、あれほど多かった青年期パニックも頻回には見かけなくなった。障害児にかかわる友人たちに尋ねてみても、ほぼ同様の印象を皆が受けていることがわかった。しかし、このような変化が療育の成果であるのか否かについては慎重な検討が必要である。早期療育のモデルとなっていたのは脳性まひの早期療育であるが、そこにおいて行われてきたボバース法、ボイタ法などのいわゆる神経促通法は、それによって長期予後を確実に変更できるという科学的な判定は確定されていない。早期療育の実現が一般的になった今日、障害児への療育プログラム全般について、その有効性の科学的な判定を行うことが必要であろう。とくに一部のプログラムは、子どもの発達という非常に複雑な過程を、比較的単純化した仮説によって説明し、その仮説に基づいて訓練を実施するところに問題がある。運動機能障害に比し、心理的な発達は、はるかに複雑かつ複合的である。

また自閉症に関して言えば、知的障害としても、社会性の障害としても、その臨床像があまりに広範であることが大きな問題である。そこでわれわれは、比較的まとまったグループに関して調査を行ってみた。われわれが取り上げたのは「折れ線型自閉症」である。折れ線型、つまり始語開始ののち言葉が消え気づかれるという経過を示す自閉症は、自閉症の約三分の一に達し、これまでの研究ではほぼ一致して非折れ線型よりも重症のものが多いことが示されていた。しかし折れ線型に関しても、最近軽症化したのではないかという印象を臨床からは受けていた。

われわれは、一歳六ヵ月児健診の始まる前の一九七二年から七六年までの五年間と、一九八九年から九三年までの五年間に名古屋大学医学部精神科児童外来を初診した折れ線型自閉症を比較した。詳述は避け、結論だけを簡略に記すが、両群の初診時の臨床的な状態については有意差はなく、療育の開始年齢のみ最近の群のほうが約一年間早かった。また療育形態を比較してみると、約二〇年前では保育園による保育であったが、最近のグループにおいてはほとんどが母子通園施設による早期療育であった。その後の発達を見ると、約二〇年前の折れ線型自閉症においては四歳台で言葉の再獲得が見られたものは二二%であったのに対し、最近の群では七一%であった。さらに追跡調査によって、現在の状況の比較を行ってみたが、二〇年前に受診した現在平均二五歳の者の臨床像のほうが、平均七歳弱の最近の折れ線型よりも、言語のない者の割合がはるかに高く、一般的な臨床像もより重症であった。この結果は、最近の折れ線の軽症化を示しており、早期療育の成果を示唆するものである。これ以外にも自閉症の軽症化を示唆する報告はいくつかなされている。また私自身は、愛知県からこのような早期療育システムの構築に失敗した地域（静岡県）に職場が変わったところ、その地域で昔のような重度の自閉症を久々に数多く見て、やはり早期療育には効果があるという確信を深めた。

それでは、いったいどのような要因が効果をあげているのであろうか。とくに注目したいのは、早期療育といっても、普通の保母の指導による生活訓練と保育であるに過ぎず、何ら特殊な訓練を行っているのではないということである。発達障害は発達全般の障害である。何か特殊な訓練を行って治療をするというういわば医療的訓練モデルではなくて、普通の生活の中で普通の生活を通して生活全般の機能を高めてゆくという生活モデルのほうが有効であることは考えてみれば当然であろう。発達障害は生来の障害である以上、その治療とはすべてリハビリテーションに他ならない。早期療育はこの意味で、最もコストおよびタイムパーフォーマンスが高い治療である。

次に、なぜ母子通園が好ましいのかということである。第一に定員外保母が配置されていても一対一の対応はなかなか困難であるが、母子通園においては母子の一対一の密度の濃いかかわりが可能である。先に述べたリハビリテーションという意味で、手をかけるほうが手をかけないよりも当然ながら有効である。余談であるが、統合保育に私が反対なのは、統合と称して障害児を放置している場合が少なくないからである。健常児と混ぜているだけで成長するというのは、とんでもない幻想であろう。きちんとかかわってこそ初めて成長が可能となるのである。

第二に、自閉症をはじめとする対人関係の基本的な障害を有する児童の療育は、早期療育を実施する意義の中心ともいえるものである。基本的な対人関係の構築を行うのであれば、保母とよりはできるだけ実際の母子の間のかかわりが進むことが好ましいことは明らかである。お互いに時間をかけて付き合えば付き合うだけ、互いのことがわかってくる。母子がお互いを知ること、とくに母親が子どものの限界についても正確に知っていることが子どもに対して適正な教育を選択するうえでも不可欠のことである。子どもの実力を無視して、何が何でも通常学級でといった判断は、実は障害認知や障害受容が不十分な状況において生じやすい。

そして第三に、経済的なコストパーフォーマンスの良さである。母子通園施設はスペースさえあれば、そして専門家の定期的な支援があれば、普通の保母さんが普通の保育を行うだけで十分である。二〇人の障害児とそのお母さんに対し、二人の保母さんがいればよい。公立の施設で、一人の施設入所者に対し年間三〇〇万円は必要である。障害児への早期療育は、十分に採算がとれる事業なのである。

第四に、これが最も大切なことではないかと思うが、母子通園を行い、療育センターにお母さん方が集まることで、おのずとその場が母親の相談の場となってゆくことである。逆説的に聞こえるかもしれないが、早期療育において最も大切なことは、実は子どもの療育ではなく、障害児を抱えた母親を支えることである。地域の母子通園の保母さんたちがそのまま母親の相談役を担ってくれている。

私はこれまで、このような母子通園を担う優しい保母さんたちと出会ってきた。彼女らは長年にわたり、日々の子どもたちの成長を直接に援助する役割だけでなく、お母さん方の相談役をも勤められてきた。まさに地域の母親である。彼女たちは普通の保母である。だがその普通の保母が、どのような専門家も成し遂げることができなかった自閉症の軽症化を実現させているのである。

ただし母子通園独特の欠点もある。母子通園は疲れる。やはり二年が限度ではないだろうか。母子通園施設で基本を身につけたうえで、年中組になったら全員が障害児保育へと進むことが望ましいと思う。

乳幼児健診は、今後、障害児の問題だけではなく、児童虐待の防止や早期対応を初めとする、家族支援の重要性がますます増してくるのではないだろうか。しかしそのような状況になっても、障害児の早期発見と早期療育は、乳幼児健診の最も大きな柱であることに変わりはないであろう。早期療育は、手を抜けば、一〇年後、二〇年後に必ずやその地域につけが回ってくる。障害児の療育は、地域に密着した長期的な展望のうえに展開してゆくことが必要と思われるのである。

2　発達障害療育における臨床医の役割

臨床サイドの役割

発達障害の臨床に関しては、専門の精神科医や臨床心理士でもそのイメージをつかめないと聞くことがある。何をすればよいのかわからないし、何もすることがないのではないかという。発達障害の治療は教育でもあるので、特殊教育の分野の専門家に治療をまかせればよいのではないかという意見も聞く。

それでは発達障害の療育に、臨床サイドの役割はないのかと言われれば、そんなことはないと私は思う。もちろん治療の中心ではない。だが療育に、臨床家が寄与するところは多々あるのではないか。

そのような、われわれの出番とでも言うべき「かんどころ」の具体的な内容を、自閉症の症例を中心に、子どもの発達の年齢に沿って紹介してみたい。ここでは私に引き寄せて、臨床医の役割としたが、臨床心理士の役割においても共通のものが少なくないと思う。

診断とその告知

発達障害の児童の診断をその両親に明確に伝えるかどうかについては、さまざまな見解がある。大別すれば、慎重に伝えるべきでいきなり告知をするべきではないとする意見と、明確に伝えるべきであるとする意見とがある。前者の見解は、自分の子どもが何らかの発達障害というハンディキャップを背負うということは人生で出会う不幸のうち、最大のものの一つであり、そうやすやすと受け入れられるものではない。それゆえ、診断が可能であったとしてもただちには伝えず、両親との間に十分な信頼関係ができあがったのちに伝えるのがよいという。後者の見解を取るものは、たとえ最初の衝撃は重くとも子どもがハンディキャップを負っているという事実を明確に伝えるほうが、障害に対する受容も最終的には容易となり両親の苦痛はむしろ軽減すると主張する。この両者の主張はそれぞれに十分な理由があり、その是非の判定は容易ではない。たとえば私の身近な先達においても、恩師であるW先生はその慎重な姿勢のゆえに前者のスタイルを、もう一人の恩師であるI先生は後者のスタイルの告知を行っていた。

私は現在は後者の立場をとっており、診断の告知が発達障害の臨床における臨床家の最大の役割の一つであると考えている。その理由の第一に、臨床とは突き詰めればサービス業であり、発達障害の臨床において初診の患者は正確な診断と臨床的サービスの可能性を求めて受診するのであるから、専門家として、そのニーズに応える必要があること。第二に、この際に要請されるインフォームド・コンセントの理念から考えても、専門家がみずからのもつ情報を隠すことは誠実な対応とは言えないと思えること。第三に、子どもがハンディキャップを負っているという事実が存在するなら、その事実を明確に、単刀直入に伝えるほうが、家族に幻想を与えることを避け、ひいては家族が障害と向かい合うことを容易にすると考えられること、である。

家族が当初その告知に耐えられないのではないかという考え方は一理あるが、その背後にある保護的な姿勢は、医療における医師と患者との関係が水平の関係ではなかった時代の名残りであり、今日の医療状況においては無理がある。もちろん、家族状況にはさまざまなものがあり、子どもの障害の事実を受け止めるのがきわめて困難な家族がいることもまた事実である。私は初診においては、家族状況の把握をやや詳細に行い、診断の告知が可能かどうか個別に判定を行うようにしているが、明確な診断が可能でありかつ診断の告知を行わなかった症例はきわめて稀である。

ただしこの告知は、それと引き替えに、「現在、何を、どのような手段ですればよいのか」という情報の提供が同時に行われなくてはならない。診断とは、診断名の告知のみでは不十分であり、何をしたらよいのか、同時にこれからどのようなことが予想をされるのかという見通し、さらに発達障害に限定していえば、福祉情報の伝達を含むものである。

症例1　三歳男児　自閉症

患児は言葉のまだない、やや重度の知的障害を伴うと思われる自閉症男児である。上に年長の姉が二人おり、この二人とも言葉はやや遅かったが保育園に入園後、急速に言葉は延びたという。両親は共稼ぎで母親は専門職についており、幼児健診で患児がチェックを受けたのちは、同居している父方の祖母が、紹介された母子通園施設の通園に連れて行っているということである。しかし祖母には負担のようで、通園は週に二回が限度であるという。母親は祖母に気を遣いつつ、その一方で祖母がお菓子を要求通り与えてしまい、身辺自立の練習も十分にできていないと不満がある様子である。母親も祖母も、患児が保育園に入れば姉のようにおのずから言葉が出るようになるのではないかと考えていたということであった。

私はやや迷ったが、言葉の理解も十分でないのでやや重い自閉症であると告げた。しかし、買い物かごを見て「これから外出すること」がわかるようになるなど状況判断がつき始めたこと、また指さしが一部可能となっておりイメージをつくる能力の芽生えが認められること、後追いが少しみられ対人関係も萌芽状態と考えられること、しかし聴覚過敏などが目立ち通常教育だけでは不十分と思われることなどを述べた。母親は近くの小児科医からは自閉症ではないといわれ、また地域の保健センターでは自閉傾向といわれていたのでショックであると述べた。私は、自閉症とはどのような障害を言うのかを十分説明した後、さらに続けて、患児の場合、他の能力に比し身辺自立が著しく立ち遅れていること、夜ふかし朝寝型の生活など生活リズムが乱れていること、祖母と母親との間の方針の違いが敏感な患児を混乱させているらしいこと、を告げた。それに対して母親は「仕事を辞める決意がつかないで今日まで来てしまった」と述べた。私はこの母親の言葉に、「三歳の時にできた同じ働きかけを五歳の時にしても同じ効果をあげるとは期待できず、何年もたってからあの時にするべきであったと悔やむことのない選択をすることが重要ではないか」と述べ、さらに特別児童扶養手当の申請をすれば経済的な助けにもなり、療育手帳の申請をすれば医療費などの補助が受けられることをつけ加えた。

翌月の二回目の外来の時に母親はすでに仕事を辞め、祖母に変わって週に五回、母子通園施設に患児と通うようになったと報告した。この一ヵ月の間に、生活リズムは一時間あまり早起きになって規則正しくなり、トイレでの時間おきの排尿が可能となるなど、著しい進歩が認められた。また明確な後追いが急速に出るようになったという。母親は診断を告げられた後はショックで落ち込んだが、その後、子どもと初めて向かい合って、母子ともに安定したと述べた。


私としては子どもの急速な成長にほっとするとともに、仕事を辞めたことは大変な決意であったろうと母親にねぎらいの言葉をかけたものの、同時に、「子どものために仕事を辞める」ということを、今後いつまでお母さん方にお願いできるのだろうかと、割り切れない思いも残った。

障害受容のためには障害の告知はとりわけ重要な第一歩であり、発達障害療育における医師の最大の役割の一つがここにあるのではないだろうか。障害告知には、家族状況や一世代前の親子関係など、潜伏していた周囲のさまざまな問題が吹き出すのが常である。この告知の衝撃をどのように生産的な形で家族に伝えるのかが、いわゆる専門家の仕事であると思う。

医学的スクリーニング

ついで医師に限定すれば、次の役割は医学的スクリーニングを行うことである。しばしば小児科の外来で、発達障害児に対して医学的スクリーニングのみを行い、検査には異常がなかったとのみ告げ、診断も今後の療育指導も告げていないという例をよく見るが、順序としてはまったく逆である。まず行動観察による診断の告知と療育指導があって、その後、補助的に医学的スクリーニングを行うのが正しい形である。

発達障害の中でとくに自閉症の療育では、もっとも重要なスクリーニングは脳波検査であろう。自閉症のてんかん発作の合併についてはさまざまな報告はあるが、私の外来では約一割強に見られる。自閉症に合併するてんかん発作は、幼児てんかんを伴う自閉症が少数存在する一方、もっとも多いのは青年期に初発するタイプであるので、脳波検査は幼児期と、前青年期との二回行う必要がある。私は臨床的に発作が認められない症例に関しては、四～五歳時と一〇歳すぎの二回行うようにしている。本来は三歳前後に行うのがよいにはちがいないが、早期療育を受けてきたグループは四～五歳になると指示の通りが非常によくなるので、圧倒的に「異常なし」となることが多い、その割に睡眠制限を行った後に睡眠薬を用いて眠らせるなど、困難がつきまとう自閉症児への脳波検査を無理に早く行う必要もないのではないか、もっと指示の通りがよくなってからゆっくり行えばよいというのが私の判断である。もっともてんかん発作を起こしたり、青年期に至って理由のよくわからないパニックが頻発した場合には、緊急に脳波検査を行わなくてはならない。後者に関しては、青年期パニックの一部に、てんかん発作の発症を背景にもつグループがあるからである。

採血による血液生化学的検査では、さまざまな代謝障害のスクリーニングも行われるが、発達障害全般に、臨床的診断が先にあってそれを見越して検査を行うのが常であり、それ以外の一般的な知的障害や自閉症で異常値をとることはほとんどないのが実状である。したがってこれもあまり焦って実施する必要はない。

染色体検査はリング染色体や部分欠損などの異常が見いだされる例が散見されるので、これも両親の同意のうえで一度は行うべき検査である。CT、MRIなどの画像診断は重度の知的障害を伴った群以外にはほとんど異常所見は見あたらない。したがってこの検査に関しても脳波検査と同様、大多数の症例においてはあまり急いで行う必要はないのではないかと思う。

医学的スクリーニングは、発達障害の器質的要因のチェックとして医師の重要な役割の一つであると考えるが、重症例を除くとそれほど陽性率は高くなく、全体としては生涯に一度しておけばよい検査である。患児の発達状況を見ながら実施のタイミングをはかるのがよいのではないかと思う。

全体的発達のチェック

診断を行った後は、継続的なフォローアップに移る。ただし実際の療育の場は、家庭、通園施設、保育園、学校などであり医療機関が中心となるのではない。ここが自閉症をはじめとする精神面の発達障害の療育と、脳性麻痺などの肢体不自由児の療育との大きな相違点であるものと思われる。肢体不自由児に行われてきた療育を私は「医療モデル」の療育と呼んでいる。病院へ通院し理学療法などの特殊訓練を実施することで、障害の治療を行うという形の療育である。しかしながら肢体不自由が運動という狭い領域の障害であるのに対し、自閉症や知的障害はまさに広範な発達障害であり、身辺自立もコミュニケーションも社会性も、生活能力全般を引き上げてゆくことが求められる。したがって医学的特殊訓練が治療の中心となるのではなく、子どもの生活全体がそのまま治療として機能をする。私自身は自閉症のような形の療育を「生活モデル」の療育と呼んでいる。生活モデルの療育では、主体は家庭や教育の場である。ではそうなるとその中で、臨床の役割があるのであろうか。

私はいくつかの重要な役割が存在すると考える。診断告知や検査を終えた後も、臨床サイドの継続的なフォローアップは時に必要となる。その第一は、療育の方向が歪みそうになったときに介入を行い、軌道修正を行う役割である。

症例2　八歳男児　自閉症

二語文程度の発語があり、知的レベルは軽度障害の自閉症児である。久しぶりに訪れた外来で、母親は最近になって身辺の自立が後退し、遺尿が時に見られるようになったことを報告し、また指示の通りがよくなく、パニックも多いと述べた。患児は落ち着きなく母親の顔色を見ながら診察室のおもちゃを床にまきちらしていた。明らかな挑発行為（他者の怒りを引き出すことを目的として反復される行為）である。本来この年齢の自閉症児は、落ち着きや着実な進歩が見られてしかるべき年齢であり、奇異に感じた私は、家庭の中でストレスが高い状況がないかどうか尋ねた。すると母親は、実は父親が腰を痛めてこの一ヵ月自宅療養をしており、そうすると患児のさまざまな行動が気になるようで、患児にことごとく細かな注意や叱責を加えている状況であると述べた。私は、そのような家庭でのストレス状況が、かえって子どもを混乱させていると考えられることを指摘し、患児には短期間、少量の抗精神病薬の内服を行うことを提案した。一ヵ月後、患児は元に戻り、薬も三週間用いただけであることが報告された。

逆説的な言い方をすれば、愛知県などすでに自閉症の早期療育システムが整っている地域であればあるほど、臨床の役割は、大多数の症例に関しては異常がないかどうかのチェックを行うだけである。しかしその中に、通常の発達の方向から歪みかけた少数の症例が混じっている。このような症例を見つけ、介入を行って軌道の修正を行うことがわれわれの役割である。もっとも静岡県のような早期療育システムがそれほど整っていない地域では、子どもの生活全体について、こまかな指導を行ってゆく必要があるため、臨床家の負担が大きくならざるを得ない。

継続的なフォローアップの第二の役割は、発達の各々の節目で、次に生じることや次の課題となることの情報を家族に与える、ナビゲーターとしての役割である。いくつかの具体例を提示したいと思う。障害児を対象とした個別のサービスを行う社会的資源はいろいろあり、むしろその選択についてアドバイスが必要となる。

症例3　三歳男児　自閉症

母子通園施設に通い始めた自閉症の男児である。同じ通園施設に通う児童の少なからずが個別の言語訓練を言語治療士のいる医療機関で受けていることを知り、言語訓練を受けたいと希望を述べた。私は、患児の言語能力の理解言語レベルがまだ十分でないため、言語訓練といってもグループの遊び方教室に近いものになること、理解言語がある程度育ってから通うほうが通うだけの意味があること、現在、分離で泣くなど母親との対人関係ができ始めたところであり、敏感な患児に対して無理をして言語訓練に通わせるよりは、今は母子通園施設にきちんと通い、身辺の練習など生活訓練を行う時期であると思われることを告げた。母親は少し不満そうではあったが、わかりましたと言語訓練の開始を待つことに同意した。半年あまりが経ってのち、患児は簡単な言葉による指示が可能となり、指さしもできるようになり、片言らしい言葉をたまに発するようになった。母親からそろそろよいいでしょうかと再び打診があったので、私は言語訓練の依頼の紹介状を書いた。

とくに療育に通い始めた母子が、熱心になるあまり子どものコンディションを考慮せずに訓練に邁進してしまうことは、障害児療育においてしばしば見かける事実である。私は先述の生活モデルに基づく療育であることを説明し、お稽古ごとは健常児と同じで、週に二回、二種類までにしてほしいと母親にはお願いしている。突然パニックを頻発させた自閉症の幼児に週のスケジュールを聞いたところ、六種類もの訓練に通っており、訓練の数を減らしたところパニックはただちに治まった。このような例はけっして稀ではない。

母親が迷うことが多いのが、就学をめぐる判断である。私は年長児については夏から秋にかけて就学健診に先だって心理検査を実施して知能を測定し、臨床的な状況と家族の希望とを付き合わせたうえで、私の見解を伝えるようにしている。私の原則は、迷った場合にはランクを下げることである。無理をしてたとえば養護クラスに通わせる、あるいは通常教育を受けさせるよりも、ランクを下げてその教育の場で、良好な適応をさせたほうが、最終的な子どもの伸びは良好と思われるからである。当初は、その反対の判断をされるご両親も少なくないが、子どもの挫折体験をできるだけ減らしたいことを伝えると、大多数の場合は納得をしてくれる。

もうひとつ両親が迷うのが、子どもの甘えに対する態度である。小学校中学年から高学年の自閉症児が母親にべたべたと甘えるときに、もう青年期も近いのであるからこんなに甘やかしてよいのだろうかと母親は悩む。また学校の教師の中には、今はよいがこのまま青年期を迎えたら大変なことになるとおどす先生もいたりする。私は小学校年代は自閉症の児童が一度赤ちゃん返りをする時期であるから、しっかりと甘えさせてお母さんとの関係を十分につくっておくことが大切であると伝えるのが常である。実際に、小学校高学年で母親をはじめとする家族との対人関係が安定した児童の場合は、この時点で、孤立型から受動型へ、また積極奇異型から受動型へと対人関係のあり方が変化するのが認められる。

これに限らず私は現在の状況より少し先にどうなると予想されるのか、明らかにわかるときにはなるべく母親に伝えるようにしている。このような見通しを与えることで、母親は療育に取り組む意味を了解することが容易になると感じている。

学童期の課題

ここで学童期の課題についてまとめておきたい。発達障害児にとって学童期はなんといっても黄金時代である。この時期になすべきことをきちんと行ってゆくことが青年期以後の適応に大きな影響を与える。先に述べたように自閉症の児童でも学童期に至れば他の人といるときよりもお母さんといるときのほうがリラックスしていて、すっと寄っていって甘えたり、またお母さんの働きかけには比較的よく応じるのが観察される。ある自閉症のお母さんが「ネコみたい」と述べていたが至言であろう。彼は何かにつけて母親にすっと寄ってきて甘え、またすっと離れていくことを繰り返すようになった。この時期に対人関係は大きく進展し、ここで初めて強い愛着が形成される。そうして小学校高学年が一生の間でも最もよく伸びる時期となり、特にコミュニケーションが一段と飛躍するのである。

学童期を通して見過ごしがちな課題として、まず「遊び」を取りあげてみる。夏期休暇などの余暇の過ごし方は充実した生活のうえで必要不可欠の課題であるが、一番難しい課題でもある。特に自閉症の青年期のパニックの理由や、また自傷行為のきっかけの理由をみると、この両者ともに四、五番目ぐらいに「退屈をして」が入る。長い夏期休暇で両親が負担を覚えるのも、時間をどのように使うのか困ってしまうからである。また、就労に成功している安定した青年の場合は、必ずや没頭できる趣味をもっている。

遊びといっても将来安定した趣味に展開していく遊びには、いくつかの条件がある。それらを並べてみると、①一人でできるものであること、②周囲に迷惑や危険を及ぼさないこと、③本人にも迷惑や危険が生じないこと、があげられる。①でいうと、たとえばドライブが趣味というのは、本人が運転するわけではないので、必ず誰かが動員されなくてはならない。したがってこれは趣味としてはペケである。スイミングも、もし着替えに誰かが付き添わなくてはならないとすると、更衣室は男女別であり、趣味として継続するためには周囲のバックアップがないとできない。②では、たとえば水遊びが好きだからといって、いつも家の中を水浸しにしてしまうのでは困る。また薬の瓶を集めるのが好きな自閉症青年が、薬屋さんに行くたびに、比較的高価な薬を欲しがるのでは、これも家族に迷惑をかけることになってしまう。また、トイレに著しい興味がある自閉症の青年が人のトイレを覗きまわってしまうとなると、下手をすれば軽犯罪になってしまう。③では、たとえばテレビやラジオの深夜番組のマニアである。これは睡眠不足になってしまう。それから少し違う例であるが、あまり嬉しいとパニックになる自閉症青年がいる。大好きな旅行の前の日に必ず周囲が怪我をするような大パニックを起こすとなると、このような趣味も継続が困難である。だが、新しい看板を見つけ帰宅後に看板を描く、複雑な都市のバスの系統番号表を作る。競馬雑誌で予想をたてる（もちろん馬券を買うわけではない）、週刊誌を買ってきて、裏表紙をコレクションする（本体は捨ててしまうのである）、音楽番組を録音し自分のカセットを作る、などなど安定した青年は、一人でこそこそと楽しみ、誰にも迷惑をかけない趣味をもっている。

身辺自立の課題も小学校中学年までにある程度めどが立っていないと後が大変である。発達神経学に一〇歳の節目と呼ばれる現象がある。幼児の脳は網の目様に神経がネットワークを作っているが、このような幼児の構造は一つの神経細胞の興奮が不特定多数の興奮を引き起こす傾向がある一方で、ある系が障害を受けてもバイパスが作られやすいという特徴をもっている。このような神経の網の目は一〇歳をめどにむしろ減少する。つまり使用される経路は残り、使用されない経路は消えてゆく。またミエリンによる神経繊維の絶縁が行われるようになり、細胞の興奮が周囲に漏れにくい構造となる。小学校中学年までに身につけた言葉や身ぶりなどが、成人してから後まで残る傾向があるが、発達障害の児童でも同じである。だからこそ小学校中学年までに、基本的な生活習慣を身につけておく必要があるものと思われる。また同様に、小学校の、特に低学年には、ストレス耐性を引き上げる体験をしておくことも重要である。これも青年期になってから行うのは非常に困難だからである。これらの課題は、繰り返しをしていけば普通は身についていくが、もし頑強な抵抗が生じたとき、特に自閉症においては嫌悪刺激がその途中の過程に含まれていて妨害をしているという可能性を考えてみる必要がある。次に紹介する例は、幼児期の自閉症の症例であるが過敏性の問題をきわめて明確に示しているので紹介したい。

症例4　四歳男児　自閉症

他の身辺の課題は比較的容易に可能となった自閉症の男児である。ところがトイレでうまく排尿ができず、どうもトイレ自体に抵抗があるようであるので、母親には嫌悪刺激が介在している可能性があるので、その目で見ていてほしいと要請をした。ある日母親は、患児がトイレに入るときに、ちらっと上を見て目を伏せるのを見つけた。視線の先を確認すると、棚があり、トイレの芳香剤が並べられていた。母親はもしやと思いその芳香剤をどけてみたところ、次回からはにこにことトイレに入ることができるようになった。

よく気がついたと私は母親の努力を評価したが、母親もその目で見てみると子どもが嫌な刺激がいろいろあることに気づいたとしみじみと述べた。その後の療育は非常にスムーズに進むようになった。

問題行動への対応

問題行動への対応は、障害児療育における病院や相談機関のもっとも重要な役割の一つである。特に自閉症青年期における青年期パニックへの対応はその最たるものの一つである。ただし臨床家の最も重要な役割は、みずからを語ることがきわめて乏しい発達障害児・者に変わって、一見特異な行動の意味を周囲のものに伝える翻訳者としての役割ではないかと思う。

症例5　九歳男児　自閉症

患児はもともと折れ線型の児童であったが、その後の療育により簡単な会話が可能となった児童である。夏の自閉症親子キャンプの時のことである。患児は、キャンプ三日目の朝に、それまでは元気に遊んでいたのに、朝ご飯のシーチキンの缶切りを始めたとたんに「ぼく元気がでなくなっちゃった」と言って泣き始めた。周りのものが慰めてもなかなか泣き止まない。「暴力をふるう子は嫌いだって」と言って、さらに泣き続ける。父親にきいてみると、彼の兄弟はみなシーチキンが好きで、取り合いになることもよくあるのだそうである。そのときに、兄の彼がどうしても叱られることが多いという。つまり、シーチキンをきっかけに生じたタイムスリップである。私はタイムスリップと思われることを家族に説明をした。彼はスタッフに慰められて、やがて元気にご飯を食べだした。

興味深いのは、患児にとって「暴力をふるう子は嫌い」と母親に言われたことが、普通の子ども同様に、とても悲しいこととしてこころに深く残っていたことであった。さらにこのエピソードは母親にも衝撃を与えた。一見周囲の働きかけに無関心に見える患児が、母親の言葉にさまざまな感情を抱いていて、たしかな精神生活を送っていることがわかったからである。

理由のよくわからない突発的な行動にしても、時間をかけて周囲の状況を聞くうちにその意味が了解されることも少なくない。しかし自閉症の問題行動は、周囲との間に悪循環を生じることが多く、さらなる問題行動のエスカレートを招いてしまうことも多い。どのような原因にしろ、不快体験が重なるとその体験が記憶にしまわれ、似たような状況でタイムスリップによるフラッシュバックを生じるからである。

またこのような時に自閉症の児童や青年はしばしば、不快場面を行動で再現する。私はこれを行為チックと呼んでいる。自閉症の青年が「しっかりせんか、おまえは、ごめんなさい」などとぶつぶつ言いながら一人で演じているのを見るのは稀なことではない。パニックの頻発とそれによって不快体験が積み重なり、さらにてんかんや躁うつ病などのコントロールが難しい問題が重なったときに、その行き着く先は、強度行動障害と呼ばれる状態である。この状態では他の人間の存在自体が悪性の刺激となりパニックを引き起こしてしまう。

自閉症のパニックは対応を誤ると悪循環を生じ、時として強度行動障害のような非常に対応が難しい問題に陥ってしまうということを注意する必要がある。その解決のためには薬物療法が必要となることが多い。

発達障害の児童・青年に対して使用頻度の高い薬を表1にまとめた。これらの薬は、熱が高いときに用いる解熱剤のような対症療法だと言われてきた。しかし、たとえば多動児に用いられるメチルフェニデートなどはその薬が根本的な問題を解決しないとはいえ、かなり行動障害の原因に近いところに作用している薬であることも明らかとなってきた。特に悪循環をくい止める時に、薬物は有効性を発揮する。ただし私の経験では特に幼児への薬物治療はごく少量で十分である。セレネースやオーラップなどは一日〇・三〜〇・六㎎の極少量を〇・一㎎ずつ上げ下げして適量を調整するのが常である。ニューレプチルも二〜四㎎を一日量として用いる場合が多い。青年期でも一般の精神病疾患に比較した時、非常に少なくても良いのが普通である。

発達障害への薬物療法は行動や症状を改善する目的で行われる。したがってとりわけ年少児においては、薬物の効果の判定をきちんと行い、薬物の効果をチェックし、さらに薬物の副作用に関してもきちんとチェックを繰り返すことが必要となってくる。抗精神病薬の大半は一週間以上かかってゆっくりと効果が出てくる。また個人差が大きいので量の微調整を行う必要がある。そしていつまでもダラダラと使わずに徐々に減らして離脱を図ることが好ましい。特に幼児や小学校低学年の児童は青年期のために薬を取っておきたい。

問題行動に関して病院や相談機関のもう一つの役割は、中間的調整役としての役割である。たとえば家族と学校との間の関係がこじれかけたとき、両者の間のこじれをほどくのは、臨床サイドの大きな役割の一つである。

表1　発達障害によく用いられる薬物一覧

種　類	薬の正式名	薬品名	標的症状	備　考
精神安定剤	ハロペリドール	セレネース ハロステン	イライラ・興奮	副作用のため、アキネトンなど抗パーキンソン病薬の併用が必要
	ピモジド	オーラップ	イライラ・興奮、多動	少量なら抗パーキンソン病薬は不用
	レボメプロマジン	ヒルナミン レボトミン	イライラ・興奮	強力な安定剤、感情調整剤としての作用あり、眠気も強い
	プロペリシアジン	ニューレプチル	興奮、不眠	入眠剤として用いられる
	カルバマゼピン	テグレトール	てんかん発作、興奮、躁うつ、多動	抗てんかん薬だが、強力な精神安定剤としての作用あり
抗多動薬	メチルフェニデート	リタリン	多動	てんかん発作に対する増悪、不眠、食欲不振の副作用
抗てんかん薬	パルプロ酸ナトリウム	デパケン ハイセレニン	てんかん発作	強力な抗てんかん作用、躁うつに対する効果もある
	フェニトイン	アレビアチン	てんかん発作	歯肉増殖などの副作用あり
	フェノバルビタール	フェノバール	てんかん発作	多動を伴う児童には増悪させるので禁忌
抗うつ薬	クロミプラミン	アナフラニール	抗うつ、抗強迫	躁状態を引き起こすことがある
	フルボキサミン	ルボックス デプロメール	抗うつ、抗強迫	服薬当初、吐気などの消化器症状が出ることがある
抗躁薬	炭酸リチウム	リーマス	抗躁	感情調整剤としての強力な作用、有効血中濃度の幅が狭いので測定が必要

フォローアップと記録

臨床家の役割は、最終的には長期にわたって継続的な相談を受けることにある。この長期にわたる記録ということが非常に重要であるものと考えられる。しばしば家族は以前のことを予想外に忘れており、昔の記録を見せると「ああこんなこともあったのだな」とよい影響を与えることが少なくない。

症例6　一〇歳男児　自閉症

二歳代から継続的な相談を受けてきた児童である。始語三歳で、幼児期には多動な児童であった。その後急速に言葉がのび、年長ではＩＱ八〇まで伸びたので、迷った末に通常学級に通いだした。小学校低学年ではそれなりにカリキュラムをこなしていたが、中学年になって特に国語力に足を引っ張られ、学習についてゆくのが困難となった。母親は必死で患児を教えたが、患児はかえって学習に強い拒否を示すようになり、多彩なチックが生じるようになった。外来で母親は、患児のやる気のなさにいらだってしまうことを深刻な口調で述べた。患児と母親との関係が少しこじれかけていることがうかがえたので、私は母親に以前の状態を思い出してごらんと、三歳時点と、五歳時点のカルテの記録を読んだ。三歳のカルテには初めて言葉らしい言葉が出たが、まだ目をはなすとどこかに行ってしまうことが書かれていた。さらに五歳のカルテには、就学に向けて母親が患児にデスクワークをさせ始めたが、一〇分も続かずに焦っていること、母親が最低限自立に必要な学力だけつけることができればそれで満足であると述べていることが記録されていた。さらに就学をめぐって両親の話し合いが続き、患児がチックを生じていることも書かれていた。「振り返ってみると、ずいぶんと成長しましたね」という私の言葉に、母親は「本当に……こんな時代もあったのでしたね。考えてみれば以前には考えられないくらい伸びてくれたのですね」と感慨深げに述べ、お母さんの気持ちが先立ってこの子には少し無理をさせすぎていたのかもしれないと述べた。その後患児は、養護クラスに転級し、個別カリキュラムと、交流学級での集団学習との併用をするようになってすっかり落ち着き、チックも見られなくなった。

多人数の発達障害児を継続してフォローアップしている臨床家のもう一つの役割は、それらの記録を集めて臨床研究を行い、みずからを語ることがない彼らに代わって社会へ向けて報告をすることであろう。臨床研究は研究のための研究であっては意味がない。だが社会へ向けての情報の発信の仕事は、障害児にかかわる臨床家の大きな義務の一つと私は考えている。

発達障害の臨床も、他の精神疾患の臨床と同じく、どちらかといえばストレスの多い仕事である。また児童の臨床といっても、情緒障害のように治るということがきわめて稀であり、ほとんど終わりがはっきりしない臨床が続けられることとなる。だが発達障害の臨床の醍醐味は、まさにこの長期にわたる継続的なフォローアップの中にあるのではないだろうか。私はよく、子どもたちはこのおじさんをどう思っているのだろうと考えることがある。ごく小さい頃からお母さんに連れて来られ、青年期を過ぎてもときどき通っている、病院に座っている妙なおじさん。だがおおむね子どもたちはにこにこと外来を訪れ、ほとんどの子どもたちから好かれていると感じている。臨床家の喜びは、多くのかわいい子どもたちのこのような成長に立ち会えることである。そして子ども本人のみならず、障害児をもつという困難を担った家族自体の成長にも、同時に立ち会えることである。

文　献（その章で取り上げた内容をまとめた直接の論文には＊を付した）

序　章　千数百枚の連続画

＊ Ishii, T., Ishii, A., Ishii, T., Sugiyama, T.: Drawings by an autistic adult chronicling a day in his childhood. Visual Arts Research, 22: 47-55, 1996.

第一章　自閉症の精神病理

Baddeley, A.: Working memory. Science, 255: 556-559, 1992.

Bailey, A., Le, C.A., Gottesman, I., Bolton, P., Simonoff, E., Yuzda, E. & Rutter, M.: Autism as a strongly genetic disorder: evidence from a British twin study. Psychol Med, 25: 63-77, 1995.

Baron-Cohen, S.: Social and pragmatic deficits in autism: cognitive or affective?　J Autism Dev Disord, 18: 379-402, 1988.

Baron-Cohen, S.: Perceptiual role taking and protodeclarative pointing in autism. Brit J Dev Psychol, 7: 113-127, 1989.

Baron-Cohen, S., Cox, A., Baird, G., Swettenham, J., Nightingale, N., Morgan, K., Drew, A., Charman, T.: Psychological markers in the detection of autism in infancy in a large population. Brit J Psychiat, 168:

158-163, 1996.

Baron-Cohen, S. & Hammer, J.: Parents of children with Asperger syndrome: What is the cognitive phenotype? J Cognitive Neuroscience, 9: 548-554, 1997.

Baron-Choen, S, Ring H, Moriarty, J. et al.: The brain basis of theory of mind: the role of the orbito-frontal region. Brit J Psychiat, 165: 640-649, 1994.

Bauman, M.L. & Kemper, T.L. (ed.): The neurobiology of autism. The John Hopkins University Press, Baltimore, 1994.

Bemporad, J.R.: Adult recollecitons of a formerly autistic child. J Autism Dev Disord, 9: 179-198, 1979.

Coleman, M., Gillberg, C.: The biology of autism. Traeger Publishers, 1985.（高木俊一郎、高木俊治監訳『自閉症のバイオロジー』学苑社、一九八六年）

Courschene, E., Townsend, J. & Saitoh, O.: "The cerebellum and autism": Reply. Neurology, 45: 399-402, 1995.

Damasio, A.R., Maurer, R.G.: A neurological model for childhood autism. Arch Neurol, 35: 777-786, 1978.

Dawson, G. (ed.) : Autism: Nature, diagnosis and treatment. Guilford Press, New York, 1989.

Dawson, G., Adams, A.: Imitation and social responsiveness in autistic children. J Abnormal Child Psychol, 12: 209-225, 1984.

Dalferth, M.: How and what autistic children see? Acta Paedopsychiatr, 52: 121-133, 1989.

Gersons, B.P.R., Carlier, I.V.E.: Post-traumatic stress disorder: the history of a recent concept. Brit J Psychiat, 161: 742-748, 1992.

Gillberg, C., Gillberg, I.C. & Steffenburg, S.: Siblings and parents of children with autism: a controlled population-based study.Dev Med Child Neurol, 34: 389-98, 1992.

Grandin, T., Scariano, M.M.: Emergence ; labelled atusitic. Arena Press, Novato, 1986.（カニングハム久

子訳『我、自閉症に生まれて』学習研究社、一九九四年
Grandin, T.: Thinking in pictures. Doubleday, New York, 1995.（カニングハム久子訳『自閉症の才能開発』学習研究社、一九九七年）
Happe, F.G: Autism: an introduction to psychologial theory. UCL Press, London, 1994a.（石坂好樹、神尾陽子、田中浩一郎他訳『自閉症の心の世界』星和書店、一九九七年）
Happe, F.G.: An advanced test of theory of mind: understanding of story characters' thoughts and feelings by able autistic, mentally handicapped, and normal children and adults. J Autism Dev Disord, 24: 129-54, 1994b.
Happe, F.G., Frith, U.: The nueropsychology of autism. Brain, 119: 1377-1400, 1996.
Hobson, P.R.: What is autism? Psychiat Clin North Am, 14: 1-17, 1991.
石井高明「一自閉症児の精神発達的考察」『児精神医誌』三巻、二五三―二六九頁、一九六二年
石井高明「自閉症の諸問題―臨床家の立場から」『精神医学』二五巻、八一三―八一九頁、一九八三年
石井卓、武井陽一、沖叔子他「名古屋市緑区における自閉症の罹病率研究（その3）―一五年間にわたる悉皆調査」第三六回日本児童青年精神医学会総会、一九九五年
Itard, J.M.G.: Raports et Memories sur le Sauvage de L'Aveyron. Paris, 1894.（古武弥正訳『アヴェロンの野生児』福村出版、一九七〇年）
木村敏「時間と自己・差異と同一性―分裂病の基礎づけの為に」（中井久夫編）『分裂病の精神病理8』東京大学出版会、一一五―一四〇頁、一九七九年
Kupfermann, I.: Learning and memory.In Kandel, E., Schwartz, J., Jessell, T.M.（ed.）: Principles of neural science. Prentice-Hall International Inc., pp997-1008, 1991.
栗田広「精神分裂病と全般的発達障害」（土居健郎編）『分裂病の精神病理16』東京大学出版会、二七―四五頁、一九八七年

Ornitz, E.M.: A behavioral-based neurophysiological model for dysfunction of diredted attention. In Naruse, H. & Ornitz, E.M. (ed) : Neurobiology of Infantile Autism. Elsevier Science Publishers, Amsterdam, 1992.

Ozonoff, S., Pennington, B.F., Rogers, S.J.: Executive function deficits in high-functioning autistic individuals: relationship to theory of mind. J Child Psychol Psychiat, 32: 1081-1107, 1991.

Peters, U.H.: Worterbuch der Psychiatrie und Medizinische Psychologie. Urban & Schwarzenberg, Munchen, S.123.1971.

Rimland, B.: Infantile autism. Appleton-Century-Crofts, New York, 1964.（熊代永、星野仁彦、安藤ひろ子訳『小児自閉症』海鳴社、八四頁、一九八〇年）

＊杉山登志郎「自閉症の内的世界」『精神医学』三四巻、五七〇―五八四頁、一九九二年

＊杉山登志郎「自閉症に見られる特異な記憶想起現象―自閉症の time slip 現象」『精神経誌』九六巻、二八一―二九七頁、一九九四年

杉山登志郎「自閉性障害への治療」（本城秀次編）『今日の児童精神科治療』金剛出版、六二―七七頁、一九九六年

鈴木茂「成人境界例の記述精神病理学的研究」『精神経誌』八六巻、一六七―二〇三頁、一九八四年

富田真紀「就学前 PDD スペクトル児への地域社会での早期療育サービスより」第三九回日本児童青年精神医学会総会、一九九八年

Treffert, D.A.: Extraordinary people. Harper & Row, Inc., New York, 1989.（高橋健次訳『なぜかれらは天才的能力を示すのか―サヴァン症候群の驚異』草思社、一九九〇年）

Utena, H.: Clinical aspects of memory disturbances in schizophrenic disorders in Neurotransmitters. Neuronal plasticity and psychiatric disorders. Excerpta Medica International Congress Series, 1061: 81-86, Excerpta Medica Ltd, Tokyo, 1993.

Volkmar, F.R., Cohen, D.J.: The experience of infantile autism: a first-person account by Tony. J Autism Dev Disord, 15: 47-54, 1985.
若林慎一郎『自閉症児の発達』岩崎学術出版社、一九八三年
Willams, D: Nobody nowhere. Times Books, New York, 1992.（河野万里子訳『自閉症だったわたしへ』新潮社、一九九三年）
Wing, L.: Differentiation of retardation and autism from specific communication disorders. Child: Care, Health & Development, 1: 57-68, 1979.
Wing, L.: The autistic spectrum: a guide for parents and professionals. Constable and Company Limited, London, 1996.（久保紘章、佐々木正美、清水康夫監訳『自閉症スペクトル』東京書籍、一九九八年）
山中康裕「早期幼児自閉症の分裂病論およびその治療論への試み」（笠原嘉編）『分裂病の精神病理5』東京大学出版会、一四七―一九二頁、一九七六年
安永浩「精神医学の方法論」『現代精神医学体系1c―精神医学総論III』中山書店、三―四七頁、一九七八年
安永浩「分裂病の『記憶・想起』と『奇妙な思考』の問題点―Af-FとE-eBの類型論」（村上靖彦編）『分裂病の精神病理12』東京大学出版会、二六五―三〇〇頁、一九八三年

第2章　自閉症と仕事

Baron-Cohen, S.: The development of a theory of mind in autism: Deviance or delay. Psychiat Clin North Am, 14: 33-51, 1991.
Brickey, M.P., Cambell, K.M. & Browning, L.J.: A five-year follow-up of sheltered workshop employees placed in competitive jobs. Mental Retardation, 23: 67-73, 1982.
Frith, U.: Autism: Explaning the Enigma. Basil Blackwell Ltd, 1989.（富田真紀、清水康夫訳『自閉症の謎を解き明かす』一五三―一五七頁、東京書籍、一九九一年）

平沼貞義「自閉症者の就労と自立」『小児の精神と神経』三五巻、三三一—三三六頁、一九九五年
Kanner, K.: Follow-up study of eleven autistic children originally reported in 1943. J Autism Child Schizophrenia, 1: 119-145, 1971.
小林隆児、村田豊久「二〇一例の自閉症児追跡調査からみた青年期・成人期自閉症の問題」『発達の医学と心理学』一巻、五二三—五三七頁、一九九〇年
中根晃「児童精神病理学のアプローチ」『児精神医誌』三六巻、一二一—一二九頁、一九九五年
Ozonoff, S., Pennington, B.F. & Rogers, S.J.: Executive function deficits in high-functioning autistic individuals: relationship to theory of mind. J Child Psychol Psychiat, 32: 1081-1105, 1991.
Sigman, M. & Ungere, J.: Attachiment behaviours in autistic children. J Autism Dev Disord, 14: 231-244, 1984.
杉山登志郎「正常知能広汎性発達障害と精神科的問題」『発達障害研究』一七巻、一一七—一二四頁、一九九五年
*杉山登志郎、高橋脩「就労に挫折した自閉症青年の臨床的検討」『発達障害研究』一六巻、一九八—二〇七頁、一九九四年
*杉山登志郎、高橋脩、石井卓「自閉症の就労を巡る臨床的研究」『児精神医誌』三七巻、二四一—二五三頁、一九九六年
高橋脩「自閉症の迷子」日本発達障害学会第二九回研究大会、一九九四年
青年・成人自閉症の職業訓練に関するマニュアル作成委員会「全国自閉症児者就労実態調査（平成二年二月一日現在）」『心を開く』一九巻、七二—八〇頁、一九九一年
東海敬「全国自閉症児者就労実態調査(昭和六三年一〇月現在)」『心を開く』一八巻、一三—二一頁、一九九〇年
若林慎一郎、杉山登志郎「成人になった自閉症児」『精神科治療学』一巻、一九五—二〇四頁、一九八六年
Wanous, J.P., Stumpf, S.A. & Bedrosian, H.: Job survival of new employees. Personnel Psychology, 32: 651-662, 1979.

Wing, L.: Social and interpersonal needs.In: Schopler, E.and Mesibov, G.M.（ed）: Autism in adolescents and adults.pp337-353, Plenum Press, New York, 1983.

Wing, L. & Attwood, A.: Syndromes of autism and atypical development. In Cohen, D.J. & Donnellan, A. M.（ed.）: Handbook of autism and pervasive developmental disorders（pp3-19）. John Wiley & Sons, New York, 1987.

第3章　アスペの会

Asperger, H.: Autistisch Psychopathen im Kindersalter. Arch Psychiatrie, 177: 76-137, 1944.

Bemporad, J.R.: Adult recollections of a formerly autisic child. J Autism Child Schizophrenia, 9: 179-197, 1979.

Grandin, T., Scariano, M.M.: Emergence ; Labelled autsitic. Arena Press, Novato, 1986.（カニングハム久子訳『我、自閉症に生まれて』学習研究社、一九九四年）

Grandin, T.: Thinking in pictures. Doubleday, New York, 1995.（カニングハム久子訳『自閉症の才能開発』学習研究社、一九九七年）

Happe, F.G.: Autism: an introduction to psychologial theory. UCL Press, London, 1994a.（石坂好樹、神尾陽子、田中浩一郎他訳『自閉症の心の世界』星和書店、一九九七年）

Happe, F.G.: An advanced test of theory of mind: understanding of story characters' thoughts and feelings by able autistic, mentally handicapped, and normal children and adults. J Autism Dev Disord, 24: 129-54, 1994b.

Happe, F.G.: The role of age and verbal ability in the theory of mind task performance of subjects with autism. Child Development, 66: 843-855, 1995.

Kanner, L.: Autistic disturbances of affective contact. Nervous Child, 2: 217-250, 1943.

Kolvin, I. et al.: Studis in the childhood psychoses.I-IV. Brit J Psychiat, 118: 381-417, 1971.
Minkowski, E.: La Schizophrenie. Payot, Paris, 1929.
森口奈緒美『変光星』飛鳥新社、一九九六年
杉山登志郎「自閉症に見られる特異な記憶想起現象―自閉症の time slip 現象」『精神経誌』九六巻、二八一―二九七頁、一九九四年
杉山登志郎「正常知能広汎性発達障害と精神科的問題」『発達障害研究』一七巻、一一七―一二四頁、一九九五年
杉山登志郎、高橋脩、石井卓「自閉症の就労を巡る臨床的研究」『児精神医誌』三七巻、二四一―二五三頁、一九九六年
*杉山登志郎、辻井正次編『高機能広汎性発達障害』ブレーン出版、一九九九年
多田早織、杉山登志郎、西沢めぐ美、辻井正次「高機能広汎性発達障害におけるいじめの臨床的研究」『小児の精神と神経』三八巻、一九五―二〇四頁、一九九八年
辻井正次、杉山登志郎「高機能広汎性発達障害における『心の理論』と不適応行動」第三七回日本児童青年精神医学会総会、一九九六年
辻井正次、杉山登志郎、斉藤久子「高機能広汎性発達障害の学業上の問題―学習障害との比較から」『小児の精神と神経』三九巻、六五―七二頁、一九九九年
Williams, D.: Nobody nowhere. Times Books, New York, 1992.（河野万里子訳『自閉症だったわたしへ』新潮社、一九九三年）
Wing, L.: Asperger's syndrome; A clinical account. Psychol Med, 11: 115-129, 1981.

第4章　さまざまな発達障害の臨床

Alam, M.T., Deschamps, R., Gava, E., Kasatiya, S., Grant, W.F.: The XYY syndrome in an adolescent male exibiting prominent behavior problems. Clinical Genetics, 3: 162-168, 1972.

Arnold, L.: Minimal brain dysfunction: a hydraulic parfait model. Dis Neurv System, 37: 171-173, 1976.
Augst, G.J., Holmes, C.S.: Behavior and Academic Achievement in hyperactive subgroups and learning-disabled boys. Am J Disease Children, 138: 1025-1029, 1984.
Bender, L.: Childhood schizophrenia: clinical study of 100 schizophrenic chindren. Am J Orthopsychiatry, 17: 40-50, 1947.
Bradley, C.: The behavior of children receiving Benezedrine. Am J Psychiatry, 94: 577-585, 1937.
Cantwell, D.: The hyperactive child. Spectrum Publicaions, New York, 1975.
Chethik, M.: The borderline child. Basic handbook of child psychiatry, II.pp304-320, Basic Books, New York, 1979.
Clements, S.: Minimal brain dysfunction in school-age children. Arc Gen Psychiat, 6: 185-194, 1962.
Cloninger, R.C.: Predisposition to petty criminality in Swedish adoptees II cross-fostering analysis of gene-enviroment interaction. Arch Gen Psychiat, 39: 1242-1247, 1982.
Comings, D.E.: Polygenetic inheritance of Tourette syndrome, stuttering, attention deficit hyperactivity, conduct, and oppositional deficit disroder. Am J Med Genetics, 67: 264-288, 1996.
Doherty, M., Szymanski, L.S.: Mental disorders in severely and profoundly retarded. American Psychiatric Association Anual Meeting, 1981.
Earl, C.J.: The primitive catatonic psychosis of idiocy. Brit J Med Psychol, 14: 230-253, 1934.
Field, M.A.S., Faed, M.J.W.: 47, XYYchoromosome constitution, physical growth and psychological disturbance: a case study. J Child Psychol Psychiat, 15: 323-327, 1974.
Freyne, A., O'Connor, A.: XYY genotype and crime: 2 cases. Medical Science and Law, 32: 261-263, 1992.
原田謙「注意欠陥／多動性障害と反抗挑戦性障害が合併した病態に関する研究」『児精神医誌』四〇巻、三五八―三六八頁、一九九九年

Hook, E.B.: Behavioral implications of the human XYY genotype. Science, 179: 139-150, 1973.

本城秀次「ダウン症に精神分裂病の合併した一例」『小児の精神と神経』二六巻、六五―七〇頁、一九八六年

星加明徳、萩原正昭、宮島祐他「癖・チック・常同運動」『小児内科』二〇巻、一二〇四―一二〇八頁、一九八八年

Hunter, H.: XYYmales. Brit J Psychiat, 131: 468-477, 1977.

池田由紀江、菅野敦、橋本創一他「ダウン症青年期の心理・医学的研究」『安田生命社会事業団研究助成論文集』二四巻、一―一四頁、一九八八年

Jakob, I.: Basal ganglia calcification and psychosis in mongolism. European Neurology, 17: 300-314, 1978.

Johnson, D.J., Mykelbust, H.R.: Learning disabilities-educational principles and practis. Grune and Stratton Inc., New York, 1967.（上村菊朗、森永良子訳『学習能力の障害』日本文化科学社、一九七五年）

Keegan, D.L., Pettigrew, A., Parker, Z.: Psychosis in Down's syndrome treated with amitriptyline. Can Med Ass J, 110: 1128-1131, 1974.

Kirk, S.A.: Educating exceptional children, Houghton Mifflin, Boston, pp242-275, 1962.

Knobloch, H., Pasamanick, B.: Syndrome of minimal cerebral damege in infancy.JAMA, 170: 1384-1387, 1959.

黒木良和編「ダウン症候群」『小児科ムック38』金原出版、一九八六年

Leckman, J.F., Cohen, D.J.: Tic diosrder. In Lewis, M.（ed.）: Child and adolescent psychiatry: a comprehensive textbook. Williams & Wilkins, Baltimore, 1996.

Lewis, D.O.: Conduct disorders.In Lewis, D.O. et al.（ed.）: Child and Adolescent Psychiatry: a comprehensive textbook. Williams & Wilkins, Bortimore, 561-573, 1995.

Lewis, D.O. et al.: Clinical follow-up of delinquent males: ignored vulnerabilities, unmet needs and the perpetuation of violence. J Am Acad Child and Adolesc Psychiatry, 33: 518-528, 1994.

Lazarus, A., Jaffe, R.L., Dubin, W.R.: Electoroconvulsive therapy and major deoression in Down's syndrome. J Clin Psychiatry, 51: 422-425, 1990.

Lou, H.C., Henriksen, L., Brhn, P., Borner, H., Nielsen, J.B.: Striatal dysfuncto in attention deficit and hyperkinetic disorder. Arch Neurol, 46: 48-52, 1989.

Makita, K.: The rarity of reading disability in Japanese children. Am J Orthpsychiatry, 38: 599-614, 1968.

牧田清志「学習障害に対する児童精神科医の構え」『児精神医誌』二六巻、二一九―二三四頁、一九八五年

森永良子「読み・書き障害」『小児医学』一七巻、七八五―八〇三頁、一九八四年

中根晃『発達障害の臨床』金剛出版、一九九九年

Nielsen, J., Christiansen, A.L.: Thirty five males with double Y chromosome, Psychol Med, 4: 28-37, 1974.

Neville, J.: Paranoid schizophrenia in a mongoloid defective: some theoretical considerations derived from an anusual case. J Ment Science, 105: 444-447, 1959.

Pennington, B.F.: Diagnosing learning disorders: a neuropsychological framework. The Guilford Press New York, 1991.

Pitcher, D.R., MacFie, A.M.C., Carter, W.I., Kahn, J.: The XYY syndrome: a study of four subjects and their families. Psychol Med, 4: 38-56, 1974.

Ratcliffe, S.G., Field, M.A.S.: Emotional disroder in XYY children: four case reports. J Child Psychol Psychiat, 23: 401-406, 1982.

Rollin, H.R.: Personality in mongolism with special reference to the incidence of catatonic psychosis. Am J Ment Defic, 51: 219-237, 1946.

*斉藤久子監修『学習障害』ブレーン出版、二〇〇〇年

Sandberg, A.A., Koepf, G.P., Isahara, T., Hauschka, T.S.: An XYY human male, Lancet 2, 488-499, 1961.

Silberg, J. et al.: Heterogeneity among juvenile antisocial behaviours: findings from the Virginia twin study of adolescent behavioural development. Ciba Found Symp, 194: 76-92, 1995.

Silver, L.B.: The relationship between leaning disabilities, hyperactivity, distractibility and behavioral problems. J Am Acad Child Psychiat, 20: 385-397, 1981.
Silver, L.B.: Developmental learing disorders. In Levis, M. (ed.) : Child and adolescent psychiatry: a comprehensive textbook. Williams & Wilkins, Baltimore, pp520-526, 1996.
新川詔夫「ダウン症候群とその病因」『小児医学』一八巻、八—三六頁、一九八五年
Slutske, W.S. et al.: Modeling genetic and enviromental influences in the etiology of conduct disorder: a study of 2682 adult twin pairs. J Abnormal Psychol, 106: 266-279, 1997.
Strauss, A.A. & Lehtinen, L.: Psychopathology and education of the brain-injured child. Grune & Stratton, New York, 1947.
杉山登志郎、石井卓、小久保勲他「学習障害を主訴として来院した児童一二八名の診断学的検討」『小児の精神と神経』三二巻、二五一—二五八頁、一九九二年
杉山登志郎、辻井正次編『高機能広汎性発達障害』ブレーン出版、一九九九年
Swanson, H.L.: Working memory in learning disability subgroups. J Excep Child Psychol, 56: 87-114, 1993.
Szymanski, L.S., Biederman, J.: Depressin and anorexia nervosa of persons with Down syndrome. Am J Ment Defic, 89: 246-251, 1984.
Teilgaard, A.: Aggression and the XYY personality. Int J Law and Psychiatry, 6: 413-421, 1983.
Thase, M.E.: Basal ganglia calfication and psychosis in Down's syndrome. Postgraduate Medical J, 60: 137-139, 1974.
Tomas, A., Chess, S., Birch, H.: Temperament and behaviour disorder in children. New York University Press, New York, 1968.
辻井正次、宮原資英『子どもの不器用さ』ブレーン出版、一九九九年
辻井正次、杉山登志郎、斉藤久子「高機能広汎性発達障害の学業上の問題—学習障害との比較から」『小児の

精神と神経』三九巻、六五―七二頁、一九九九年
Walzer, S., Bashir, A.S. & Silbert, A.R.: Cognitive and behavioral factors in the learning disabilities of 47, XXY and 47, XYY boys. Birth Defects, 26: 45-58, 1990.
Warren, A.C., Holroyd, S., Flostein, M.F.: Major depression of Down's syndrome. Brit J Psychiat, 155: 202-205, 1989.
Widom, C.S.: The cycle of violence. Science, 244: 160-166, 1989.
Wiedeking, C., Money, J., Walker, P.: Follow-up of 11 XYY males with implusive and/or sex offending behaviour. Psychol Med, 9: 287-292, 1979.
Witkin, H.A., Mednick, S.A., Schulsinger, F., Bakkestrome, E., Christiansen K.O., Goodenough, D.R., Hirschorn, K., Lundsteen, C., Owen, D.R., Philip, J., Rubin, D.B., Stocking, M.: Criminality in XYY and XXY men. Science, 193: 547-555, 1976.
山田博是、山中勗「Down 症候群と環軸椎亜脱臼」『脳と発達』一九巻、三〇九―三一四頁、一九八七年
横田圭司、川崎葉子、四宮美恵子他「ダウン症の青年期『退行』」『安田生命社会事業団研究助成論文集』二九号、一一四―一二〇頁、一九九三年
横田圭司、川崎葉子「青年期、成人期ダウン症候群の急激退行現象―症例からみた退行の臨床的特徴」日本発達障害療育研究会第二回大会、一九九八年

第5章　発達障害児の療育

阿部和彦「診療と疫学調査からみた小学生」『児精神医誌』三九巻、一四九―一五六頁、一九九八年
Adrian, J., Faure, M., Perrot, L., et al.: Autism and family home movies: preliminaly findings. J Autism Dev Disord, 21: 43-49, 1991.
Gillverg, C., Steffenburg, S., Schaumann, H.: Is autism more common now than ten years age?　Brit J

Psychiat, 158: 403-409, 1991.
石井卓、武井陽一、沖叔子他「名古屋市緑区における自閉症の罹病率研究（その3）―一五年間にわたる悉皆調査」第三六回日本児童青年精神医学会総会、一九九五年
小林隆児、村田豊久「二〇一例の自閉症児追跡調査結果からみた青年期・成人期自閉症の問題」『発達の心理学と医学』一巻、五二三―五三七頁、一九九〇年
村瀬聡美、杉山登志郎、辻井正次「様々な障害児における乳児徴候の比較」第二回乳幼児医学・心理学研究会、一九九二年
長尾圭造、北川容子「就学前精神遅滞児を中心とした障害児の治療ニードとデイケア―都市における一医療機関の活動と行政施策の変遷から」『児精神医誌』二九巻、二五五―二六五頁、一九八八年
祢宣田初恵、斉藤久子「西尾市における幼児健診の状況について―一歳六ヶ月健診でチェックされた自閉症児」『小児の精神と神経』三五巻、七―一二頁、一九九五年
Sigman, M., Ungere, J.: Attachiment behaviours in autistic children. J Autism Dev Disord, 14: 231-240, 1984.
清水康夫「高機能広汎性発達障害の疫学」『発達障害研究』一七巻、一二五―一三〇頁、一九九五年
杉山登志郎「愛知県三河地方の早期療育システム」第二六回日本精神薄弱協会研究大会、一九九一年
＊杉山登志郎「乳幼児健診と早期療育」『乳幼児医学・心理学研究』五巻一号、一―一八頁、一九九六年
杉山登志郎、阿部徳一郎「名古屋市緑区における一歳六ヶ月健診の結果と問題点」『発達障害研究』八巻、四九―五七頁、一九八六年
Sugiyama, T. and Abe, T.: The prevalence of autism in Nagoya Japan-Total population study. J Autism Dev Disord, 19: 87-96, 1989.
＊Sugiyama, T., Ishii, T.: Less severe cases of setback-type autism in Japan. Recent Progress in Child and Adolescent Psychiatry, 2: 23-31, 1999.

杉山登志郎、佐分美代子、岩月泰子他「一歳六ヶ月健診の結果と問題点—名古屋市昭和保健所での追跡指導」『小児の精神と神経』二〇巻、五一—七〇頁、一九八〇年
Sugiyama, T., Takei, Y. and Abe, T.: The prevalence of autism in Nagoya JapanII-A total population study for ten years. In Naruse, H. and Ornitz, E.M.（ed.）: Nurobiology of infantile autism, pp181-184, Excepta Medica, Amsterdam, 1992.
杉山登志郎、辻井正次「高機能広汎性発達障害の臨床的特徴と幼児期における療育の関連」第三〇回発達障害学会研究大会、一九九五年
杉山登志郎、吉崎一人「自閉症の乳児徴候と予後」第一回乳幼児医学・心理学研究会、一九九一年
高橋脩「精神発達障害群の早期発見について」第二〇回日本精神薄弱協会研究大会、一九八五年

あとがき

この本はいわゆる専門書ではないが、私の発達障害に関するこれまでの臨床研究のほとんどにふれている。発達障害に関する私のライフワークと言うべきものである。

そこで、柄にもなく振り返ってみると、私は一貫して優れた師に恵まれたことにあたらめて気づく。小児科時代の恩師である山下文雄先生、加藤裕久先生、また金平栄先生、その後、精神科医としてのトレーニングを、笠原嘉先生、太田龍朗先生から受けた。そして、堀要先生、若林愼一郎先生、石井高明先生という、わが国の児童精神医学および自閉症学のパイオニアから児童精神医学と臨床経験主義を叩き込まれた。さらに米国留学中に指導を受けたオルニッツ先生、また教育分析を受けたシュピーゲルマン先生にも大きな恩恵を受けた。元多動児の常として、私は自己評価があまり高い人間ではない。発達障害の臨床に関する『こころの科学』への連載、さらにそれをこのような形で本としてまとめることができたことに喜びを覚えるが、先生に恵まれたわりには不十分な内容であると粛然とせざるをえない。私はまた共同研究者にも恵まれた。本書の内容はすべて、高橋脩先生、本城秀次先生、辻井正次先生、石井卓先生との共同研究である。師と学友に心からの謝意を捧げたい。

本書で引いた症例はすべて、本人とご家族の公表許可をいただいているが、症例は匿名性を守るため細部には変更を加えている。私の臨床の師である子どもたちや青年たちに感謝し、これからの人生が幸多きことを祈ります。

本文中にも記したように、発達障害の臨床は、需給バランスが最も悪い領域の一つである。最近になって、なぜ発達障害に取り組むことになったのかとしばしば質問を受けることがあるが、答えに窮せざるをえない。学生時代から、何となく将来は児童精神医学を学びたいと考えていて、その方面の活動に参加をしていたからである。私事になるが、私は自閉症キャンプで、一人の自閉症児を通して妻とも知り合うことができた。自閉症や発達障害のお子さんには、足を向けて眠れない事情があるわけである。

それは別としても、発達障害の臨床が想像以上に豊かな世界であることを多くの方にまずは知っていただきたいと思う。さらに本書を通して、一人でも多くの方にこの領域について関心をもっていただくことができれば、著者としてこれにまさる喜びはない。

末尾になるが、日本評論社の遠藤俊夫氏に深謝します。遠藤氏の粘り強い励ましがなければ、この本は成立しなかった。

二〇〇〇年二月

杉山登志郎

杉山登志郎（すぎやま　としろう）

1951年　静岡市に生まれる。
1976年　久留米大学医学部卒業。久留米大学医学部小児科、名古屋大学医学部精神科、静岡県立病院養心荘、愛知県心身障害者コロニー中央病院精神科医長、カリフォルニア大学留学、名古屋大学医学部精神科助手を経て、
現　在　静岡大学教育学部教授。名古屋大学医学部非常勤講師。日本小児精神神経学会常務理事、日本発達障害学会理事、日本児童青年精神医学会評議員、日本乳幼児医学心理学会評議員。医学博士。
著　書　『教師のための優しい児童精神神経医学』（共著、学習研究社）、『高機能広汎性発達障害』（編著、ブレーン出版）、『学習障害』（編著、ブレーン出版）など。

発達障害《はったつしょうがい》の豊《ゆた》かな世界《せかい》

2000年4月20日　第1版第1刷発行
2002年4月10日　第1版第7刷発行

著　者——杉山登志郎
発行者——林　克行
発行所——株式会社日本評論社
〒170-8474　東京都豊島区南大塚3-12-4
電話03-3987-8621（販売）　-8598（編集）
印刷所——港北出版印刷株式会社
製本所——稲村製本
装　幀——駒井佑二

ISBN4-535-56155-9　Printed in Japan